SCHRIFTEN AUS DEM GESAMTGEBIET DER GEWERBEHYGIENE
HERAUSGEGEBEN VON DER DEUTSCHEN GESELLSCHAFT FÜR GEWERBEHYGIENE
IN FRANKFURT A. M., PLATZ DER REPUBLIK 49
NEUE FOLGE. HEFT 28

Ärztliche Merkblätter über berufliche Erkrankungen

unter besonderer Berücksichtigung
der Verordnung des Reichsarbeitsministers vom 11. Februar 1929
über Ausdehnung der Unfallversicherung
auf Berufskrankheiten

Dritte Auflage

unter Mitarbeit von

Professor Dr. **Beck**, Heidelberg; Gewerbemedizinalrat Dr. **Beintker**, Münster i. W.; Professor Dr. **Best**, Dresden, Professor Dr. **Böhme**, Bochum; Professor Dr. **Bruns**, Gelsenkirchen; Professor Dr. **Chajes**, Berlin; Professor Dr. **Holtzmann**, Karlsruhe; Direktor Dr. **Martius**, Berlin; Dr. **Ruge**, Hamburg; Dr. **Schultz**, Charlottenburg; Professor Dr. **Schwarz**, Hamburg; Geheimrat Professor Dr. **Thiele**, Dresden

herausgegeben von den

Fabrikärzten der chemischen Industrie

Mit 12 Abbildungen im Text und 2 Tafeln

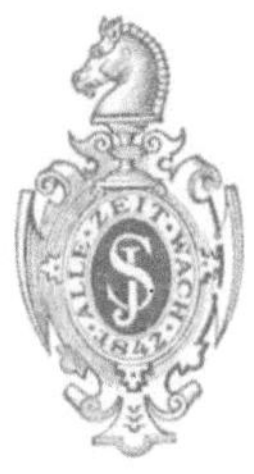

Springer-Verlag Berlin Heidelberg GmbH
1930

ISBN 978-3-642-89006-2 ISBN 978-3-642-90862-0 (eBook)

DOI 10.1007/ 978-3-642-90862-0

Geleitwort zur dritten Auflage.

Die dritte Auflage der Ärztlichen Merkblätter über berufliche Vergiftungen und Schädigungen durch chemische Stoffe erscheint zusammengefaßt mit der bisherigen Schrift: Was muß der Arzt von der neuen Verordnung über die Einbeziehung der Berufskrankheiten in die Unfallversicherung wissen. Diese Zusammenfassung erschien deshalb angezeigt, weil der praktische Arzt sich ja in erster Linie mit Berufskrankheiten zu befassen hat, wenn es sich um solche handelt, die unter die Verordnung über die Einbeziehung der Berufskrankheiten in die Unfallversicherung fallen. Diese Berufskrankheiten sind diejenigen, die sicherlich auch mit einer gewissen Häufigkeit den praktischen Arzt als Arzt beschäftigt haben. Die Kenntnis ihrer Entstehungsweise und ihrer Symptome wird im übrigen aber Voraussetzung für den Praktiker sein, um die Pflichten gegenüber den Trägern der Sozialversicherung, die sich aus der genannten Verordnung ergeben, erfüllen zu können. Die Einfügung von neuen Erkrankungen in die Liste der Berufskrankheiten und im übrigen die Ausdehnung der Verordnung vom 11. Februar 1929 hätte an sich schon einen Neudruck unserer Schrift über die erste Verordnung notwendig gemacht, wenn nicht auch diese längst vergriffen gewesen wäre und dadurch schon eine Neuauflage bedingt war. So ergab sich die Kombination der beiden früheren Schriften von selbst. Die Tatsache, daß sie beide stets großen Anklang bei den praktischen Ärzten fanden und anscheinend in ihrer Kürze und doch gewissen Vollständigkeit ein durchaus brauchbarer Leitfaden für den Praktiker gewesen sind, hat uns zu dieser Zusammenfassung ermutigt. Jedoch betonen wir aber ausdrücklich, daß es sich nicht um einen Kommentar zu der genannten Verordnung dabei handeln kann, daß wir auch nicht durch unsere kurze Zusammenstellung die Lehrbücher ersetzen wollen, daß wir auch nicht der Auffassung sind, daß die einzelnen Merkblätter so vollständig sein könnten, daß sich eine Krankheit nicht auch einmal in etwas anderen Bahnen entwickeln könnte. Aber wir sind der Auffassung, daß die Merkblätter insoweit jeden Praktiker unterrichten, daß daraus im allgemeinen die fraglichen Krankheiten für ihn erkennbar sind und dadurch sein ärztliches Handeln in die richtigen Bahnen gewiesen wird.

Wir hoffen daher, daß wir in dem Wunsche, daß die Verordnung über die Berufskrankheiten in richtiger und für die Beteiligten segenbringender Weise durchgeführt werde, den Praktikern eine wirkliche Hilfe hierzu bieten.

Im Juni 1930.

Die Herausgeber.

Inhaltsverzeichnis.

Einführung in den rechtlichen Teil der Versicherung von Berufskrankheiten auf Grund der Verordnung vom 11. Februar 1929 (RGBl. I, S. 27ff.).

Als am 1. Juli 1925 die Verordnung über Ausdehnung der Unfallversicherung auf gewerbliche Berufskrankheiten vom 12. Mai 1925 in Kraft trat und damit der Reichsunfallversicherung, die bis dahin nur mit der Verhütung und Entschädigung von Betriebsunfällen befaßt war, auch gewisse gewerbliche Berufskrankheiten, deren Erkennung ärztlicherseits einigermaßen sichergestellt erschien, unterstellt wurden, war man sich darüber im klaren, daß beim Vollzug der Verordnung, die für alle Beteiligten, die Versicherungsträger und -behörden sowohl wie namentlich auch für die Ärzte, völliges Neuland darstellte, erhebliche Schwierigkeiten zu überwinden sein würden. Dank der regen Aufklärungstätigkeit amtlicher Stellen, der Deutschen Gesellschaft für Gewerbehygiene und einzelner Versicherungsträger ist es gelungen, die aufgetretenen Zweifelsfragen zu lösen, so daß sich die Durchführung des neuen Zweiges der Versicherung von Berufskrankheiten mit der Zeit immer reibungsloser gestaltete.

Eine umfassende Neuregelung ist indessen dadurch eingetreten, daß die Verordnung vom 12. Mai 1925 aufgehoben und durch eine „Zweite Verordnung über Ausdehnung der Unfallversicherung auf Berufskrankheiten“ vom 11. Februar 1929 (RGBl. I, S. 27) ersetzt wurde. Durch sie ist nicht nur die Zahl der entschädigungspflichtigen Berufskrankheiten erheblich vermehrt und der Kreis der versicherten Personen weiter gezogen worden, vielmehr hat auch sonst der Inhalt der früheren Verordnung zum Teil nicht unwesentliche Veränderungen erfahren. Hierüber Aufschluß zu geben und über das Recht der Versicherung von Berufskrankheiten nach dem gegenwärtigen Stand einen zusammenfassenden Überblick, der natürlich keineswegs erschöpfend sein kann, zu bieten, soll der Zweck dieser Abhandlung sein.

Die zweite Verordnung ist ebenso wie die Verordnung vom 12. Mai 1925 auf Grund des § 547 der Reichsversicherungsordnung ergangen. § 547, der erst kürzlich durch das dritte Gesetz über Änderungen in der Unfallversicherung vom 20. Dezember 1928 eine Neufassung erfahren hat, ermächtigt die Reichsregierung, durch Verordnung bestimmte Krankheiten als Berufskrankheiten zu bezeichnen. Eine Erweiterung gegenüber dem früheren Rechtszustande ist insofern zu verzeichnen, als nach der durch das dritte Änderungsgesetz geschaffenen Neufassung des § 547 RVO. als Berufskrankheiten nicht nur solche Krankheiten anzusprechen sind, die durch langandauernde schädigende Einwirkung verursacht worden sind, sondern auch solche, die auf einem Unfall, also einem plötzlichen schädigenden Ereignis, das die Dauer einer Arbeitsschicht nicht überschreitet, beruhen. Das bedeutet, daß mit Inkrafttreten der neuen Verordnung, das ist vom 1. Januar 1929 ab, auch Unfälle, die durch schädigende Einwirkung der in der Verordnung genannten Stoffe verursacht sind, als Berufskrankheiten nach der Verordnung gelten und als solche sowohl für den Unternehmer, wie für den Arzt meldepflichtig sind.

Wie schon in der Verordnung vom 12. Mai 1925 — entgegen den von den Berufsgenossenschaften und von verschiedenen ärztlichen Sachverständigen gemachten Vorschlägen — nicht gewisse Krankheitsformen als Berufskrankheiten bezeichnet waren, vielmehr ausschlaggebendes Gewicht gelegt wurde auf die eine Berufskrankheit erzeugenden Stoffe (Erkrankung durch Blei usw.), die in einer der Verordnung als Anlage beigefügten Liste namentlich aufgeführt waren, enthält auch die zweite Verordnung in ihrer Anlage die Berufskrankheiten nach Maßgabe der die Krankheit erzeugenden Stoffe. Wurden durch die Verordnung vom 12. Mai 1925 nur elf bestimmte gewerbliche Berufskrankheiten der Unfallversicherung unterstellt, so sind in der Liste der neuen Verordnung nunmehr 22 Berufskrankheiten als versicherungspflichtig bezeichnet. Während aber bisher nur gewerbliche Berufskrankheiten, d. h. solche, denen der Reichsunfallversicherung unterstellte Versicherte in versicherten gewerblichen Betrieben ausgesetzt waren, entschädigt wurden, ist jetzt die Versicherung gegen die genannten Berufskrankheiten auch auf die in versicherten landwirtschaftlichen und seemännischen Betrieben tätigen Personen ausgedehnt worden, was einmal in der Bezeichnung der Verordnung selbst, in der das Wort gewerblich im Gegensatz zur ersten Verordnung fortgefallen ist, dann aber auch in dem Ermächtigungshinweis für die Verordnung auf §§ 547, 922, 1057a der Reichsversicherungsordnung zum Ausdruck kommt.

Eine nicht unwesentliche Erweiterung gegenüber dem bisherigen Rechtszustand ist durch die neue Verordnung auch insofern herbeigeführt worden, als künftighin für den größeren Teil der entschädigungspflichtigen Berufskrankheiten der Beschäftigung in einem versicherten Betriebe die Beschäftigung bei einer versicherten Tätigkeit gleichgestellt wird. Während bisher namentlich bei den Berufskrankheiten nach Nr. 1—7 der Anlage zur Verordnung vom 12. Mai 1925 grundsätzlich nur dann eine der Unfallversicherung unterstellte Berufskrankheit anerkannt wurde, wenn die Krankheit sich in Betrieben, in denen der Versicherte regelmäßig der Einwirkung bestimmter schädigender Stoffe ausgesetzt war, ereignete, ist bei den unter Nr. 1—14 genannten Berufskrankheiten der neuen Verordnung Entschädigung schon dann zu gewähren, wenn die Berufskrankheit in einem der Unfallversicherung überhaupt unterstellten Betriebe zur Entstehung gelangt ist. Lediglich bei den unter Nr. 15—22 aufgeführten Berufskrankheiten ist der Entschädigungsanspruch auch künftig davon abhängig, daß die Krankheit durch die Beschäftigung in bestimmten in der Anlage zur

Verordnung näher bezeichneten versicherten Betrieben, d. h. solchen, in denen mit dem Auftreten der Krankheit erfahrungsgemäß gerechnet werden muß, verursacht worden ist. Eine Ausnahme hiervon machen die seemännischen Berufskrankheiten (Nr. 21). Diese sind nach § 4 der Verordnung auch dann entschädigungspflichtig, wenn der Versicherte sich die Krankheit zugezogen hat, während er in eigener Sache an Land beurlaubt war, es sei denn, daß der Versicherte die Krankheit selbst verschuldet hat.

Für das Gebiet der Berufskrankheitenverordnung gelten die Vorschriften der Reichsversicherungsordnung über die Unfallversicherung in ihrer Gesamtheit, soweit nicht die Bestimmungen der Verordnung selbst anderes vorschreiben. Das bedeutet im großen und ganzen, daß sich die Entschädigungsleistungen nach dem dritten Buch der Reichsversicherungsordnung bemessen, und daß das Verfahren im allgemeinen so durchzuführen ist, wie wenn ein Betriebsunfall zur Entschädigung stünde. Über die anders gearteten Bestimmungen bezüglich der Anzeigepflicht und der amtlichen Untersuchung wird weiter unten Näheres auszuführen sein.

Der Kreis der versicherten Personen ist der gleiche, wie bei der eigentlichen Unfallversicherung, d. h. in entsprechender Anwendung des § 544 RVO. sind gegen Berufskrankheiten versichert:

1. Arbeiter, Gehilfen, Gesellen, Lehrlinge,

2. Angestellte, wenn sie in den von §§ 1 und 2 der Verordnung betroffenen Betrieben oder mit Tätigkeiten, die unter diese Vorschriften fallen, beruflich beschäftigt sind. Der Gefahrenbereich des Betriebes ist hierbei derselbe wie bei der allgemeinen Unfallversicherung. Die Versicherung erstreckt sich deshalb nicht nur auf Berufskrankheiten, die im Betriebe selbst eintreten, sondern unter Umständen auch auf solche, die sich auf den mit der Beschäftigung im versicherten Betriebe zusammenhängenden Weg nach und von der Arbeitsstätte bzw. bei der mit der Beschäftigung im Betriebe zusammenhängenden Verwahrung, Beförderung, Instandhaltung und Erneuerung des Arbeitsgerätes ereignen (vgl. §§ 545a, 545b RVO). Außerdem genießen, nachdem durch das Dritte Gesetz über Änderungen in der Unfallversicherung vom 20. Dezember 1928 auch der kaufmännische und verwaltende Teil eines versicherten Betriebes der Unfallversicherung unterstellt wird, soweit er dem Zwecke des versicherten Betriebes dient und zu ihm in einem dem Zwecke entsprechenden örtlichen Verhältnis steht, auch die in diesem versicherten kaufmännischen und verwaltenden Teile des Betriebes tätigen Personen künftig in gleichem Umfange den Versicherungsschutz nach der zweiten Berufskrankheitenverordnung, wie ganz allgemein bei Betriebsunfällen. Zu den unter Nr. 2 von § 544 aufgeführten Angestellten zählen schlechthin alle Betriebsbeamten, Direktoren und Prokuristen von Aktiengesellschaften, Geschäftsführer von Gesellschaften m. b. H. ohne Rücksicht auf die Höhe ihres Einkommens, wenngleich nach § 571c RVO. die Versicherung sich nur auf den Jahresarbeitsverdienst bis zu einem Höchstbetrage von 8400 RM erstreckt, sofern die Versicherung

nicht durch die Satzung der einzelnen Berufsgenossenschaft darüber hinaus ausgedehnt ist. Hinsichtlich des Umfangs der Versicherung in der landwirtschaftlichen Unfallversicherung gelten die §§ 915 ff. RVO., in der See-Unfallversicherung die §§ 1046 ff. RVO. entsprechend.

Die Frage, ob eine Berufskrankheit als vorliegend zu erachten ist oder nicht, wird in vielen Fällen Schwierigkeiten bereiten, insbesondere bei den Krankheiten, die neu in die Unfallversicherung einbezogen worden sind. Wenn es zwar auch bei der eigentlichen Unfallversicherung mitunter Grenzfälle gibt, die zu Zweifel Anlaß geben, ob es sich um einen Betriebsunfall handelt oder um einen Unfall des täglichen Lebens, zumeist aber die Fälle klar liegen, weil bei dem Unfall in der Regel eine durch eine Betriebstätigkeit verursachte äußerlich wahrnehmbare Schädigung vorliegt, werden bei Anwendung der neuen Verordnung sehr häufig schwierige Feststellungen bezüglich des Nachweises einer Berufskrankheit erforderlich sein. Es gibt zahlreiche Erkrankungsformen, die Berufstätige wohl häufiger befallen, die aber nicht in unmittelbarem Zusammenhang mit der Ausübung des Berufes stehen. Hier ist für die Beurteilung der Frage, ob ein schlüssiger Kausalzusammenhang mit der Berufstätigkeit gegeben ist, auf eine möglichst frühzeitige Mitwirkung des Arztes wesentliches Gewicht zu legen.

Um dieser Notwendigkeit Rechnung zu tragen, sind die Vorschriften über die Unfallanzeige und die Unfalluntersuchung (§§ 1552 bis 1567 der RVO.), die zwar im allgemeinen Geltung behalten, in einzelnen Punkten abgeändert bzw. ergänzt. Zunächst obliegt dem Unternehmer, wie bei den Unfällen, die Pflicht zur Erstattung einer Anzeige nach § 1552 RVO. auf besonderen vom Reichsversicherungsamt aufgestellten Vordrucken (Muster A, siehe Anlage) innerhalb der gesetzlichen Frist von 3 Tagen, nachdem er von der Erkrankung Kenntnis erlangt hat. Nach § 6 der Verordnung ist diese Anzeige — abgesehen von derjenigen, die die Berufsgenossenschaft erhält — indessen nicht an die Ortspolizeibehörde, sondern an das Versicherungsamt des Betriebssitzes einzureichen. Daneben ist aber auch jeder Arzt, der bei einem Versicherten eine Berufskrankheit oder Krankheitserscheinungen feststellt, die den begründeten Verdacht einer Berufskrankheit rechtfertigen, bei Vermeidung einer vom Versicherungsamt nach § 7 Abs. 2 der Verordnung nach Anhörung der zuständigen Ärztekammer zu verhängenden Ordnungsstrafe gemäß § 7 Abs. 1 verpflichtet, dem Versicherungsamt die Erkrankung auf dem vom Reichsversicherungsamt aufgestellten Anzeigemuster unverzüglich zu melden (Muster B der Bestimmungen des Reichsversicherungsamtes vom 10. April 1929 auf Grund der §§ 6, 7 und 10 der zweiten B.K.-Verordnung, Reichsanzeiger Nr. 85 vom 12. April 1929, siehe Anlage). Für die Anzeige hat der Arzt gegen den Versicherungsträger Anspruch auf eine Gebühr gemäß § 80 Abs. 2 der Reichsgewerbeordnung. Sie beträgt zur Zeit auf Grund des Abkommens zwischen dem Verbande der Deutschen Berufsgenossenschaften und dem Verband der Ärzte Deutschlands, sowie dem Deutschen Ärztevereinsbund vom 15. Juni 1929, Abschnitt III, Ziffer 8, 5 RM. Um die sich aus etwaigen Streitfällen über Gebührenforderungen ergebenden Schwierigkeiten zu vermeiden, deren Behandlung den Zivilgerichten obliegen würde, hat das Reichsversicherungsamt auf Grund der Ermächtigung im § 10 der Verordnung unter dem 10. April 1929 Bestimmungen erlassen (Deutscher Reichsanzeiger Nr. 85 vom 12. April 1929), die fast wörtlich den Durchführungsbestimmungen vom 3. August 1926 nach § 12 der Verordnung vom 12. Mai 1925 (Reichsanzeiger Nr. 183 vom 9. August 1926) entsprechen. Danach hat der Arzt, der eine Berufskrankheit eines der Unfallversicherung unterstellten Versicherten dem Versicherungsamt meldet, mit der Anzeige über die Erkrankung die Rechnung über die Gebühr einzureichen. Das Versicherungsamt übersendet die Rechnung dem Träger der Unfallversicherung. Lehnt dieser die Zahlung ab, so kann der Arzt binnen einem Monat nach Zustellung des ablehnenden Bescheides die Entscheidung des Oberversicherungsamtes anrufen. Das Oberversicherungsamt entscheidet endgültig. § 1799 der Reichsversicherungsordnung gilt entsprechend. Danach hat das Oberversicherungsamt in einem Streitfalle, in dem es endgültig zu entscheiden hätte, bei dem es sich aber um eine noch nicht festgestellte Auslegung gesetzlicher Vorschriften von grundsätzlicher Bedeutung handelt, die Sache gemäß § 1693 RVO. an das Reichsversicherungsamt abzugeben.

Liegt die Unfallanzeige dem Versicherungsamt vor, so hat dieses nach § 6 Abs. 3 jeden Erkrankten durch einen geeigneten Arzt auf Kosten des Versicherungsträgers untersuchen zu lassen. Nach dem Runderlaß des Reichsversicherungsamtes vom 24. Juni 1925 an die Regierungen der Länder — I, 1 Nr. 2342 — wird als „geeignet" jeder Arzt anzusprechen sein, der über die nötige Sachkunde und Erfahrung auf dem Gebiete der gewerblichen Berufskrankheiten verfügt. Hiervon werden die Versicherungsämter bei der Heranziehung von Ärzten zu den Untersuchungen auszugehen haben. Danach können nicht bloß der Amtsarzt und der Gewerbearzt, sondern auch der Fabrikarzt oder der den Erkrankten behandelnde Arzt in Betracht kommen. Nicht erforderlich ist es, daß der Arzt im Bezirk des Versicherungsamtes seinen Wohnsitz hat. Bei seiner Auswahl ist jedoch auf Vermeidung unnötiger Kosten Rücksicht zu nehmen. Um in einzelnen Fällen nach Eingang der Anzeige das Verfahren rasch durchführen zu können, werden die Versicherungsämter zweckmäßigerweise ein Verzeichnis der Ärzte, die für sie bei den einzelnen Arten der gewerblichen Berufserkrankungen als geeignet in Betracht kommen, anzulegen und auf dem laufenden zu halten haben. Da den Versicherungsträgern, namentlich den von der Verordnung in erster Linie betroffenen, z. B. der Berufsgenossenschaft der chemischen Industrie, der Knappschafts-Berufsgenossenschaft, der Glas-Berufsgenossenschaft, der Berufsgenossenschaft der Feinmechanik- und Elektrotechnik und den Eisen- und Stahlberufsgenossenschaften zum großen Teil die auf dem Gebiete der gewerblichen Berufskrankheiten erfahrenen Ärzte bekannt sind, sollen die von den Versicherungsämtern geführten Verzeichnisse in Fühlung mit den in Betracht kommenden Versicherungsträgern geführt werden, damit die Kenntnis erfahrener Ärzte verwertet wird. Die Untersuchung durch den geeigneten Arzt soll nach Möglichkeit unmittelbar nach Eingang der Meldung veranlaßt werden, weil die sicheren Anzeichen der stattgehabten Gifteinwirkungen unter Umständen rasch schwinden. Die Untersuchung durch den geeigneten Arzt verfolgt den Zweck, einen Krankheitsbefund durch einen erfahrenen Arzt festzulegen, der klar beurteilen läßt, ob eine Erkrankung durch eine der in der Anlage I der Verordnung vorgenannten Ursache vorgelegen hat. Das Gutachten muß erkennen lassen, welche beweisenden körperlichen Veränderungen festgestellt und mit welchen Methoden sie geprüft wurden. Die Vorschriften betr. Untersuchung durch einen geeigneten Arzt gelten jedoch nur für Personen und bei Krankheiten, die unter die Unfallversicherung bzw. unter die Verordnung (Spalte 2 und 3 der Anlage I zur Verordnung) fallen. Neben der Untersuchung durch den geeigneten Arzt kann das Versicherungsamt nach seinem Ermessen noch eine anderweite — amtliche — Untersuchung vornehmen oder durch die Ortspolizeibehörde vornehmen lassen. Aus Zweckmäßigkeitsgründen empfiehlt es sich, daß das Versicherungsamt diese Untersuchung ebenfalls mit tunlicher Beschleunigung nach erfolgter Meldung des Krankheitsfalles und zwar selbst vornimmt, da bei dieser Untersuchung häufig Fragen zu klären sind, die man den Polizeibeamten wegen ihrer — für diese Zwecke — nicht hinreichenden Ausbildung nicht überlassen kann.

Die Kosten für die Untersuchung durch den geeigneten Arzt gehen nach § 6 Abs. 3 der Verordnung zu Lasten des Versicherungsträgers. Das bedeutet jedoch nicht, daß der mit der Untersuchung betraute geeignete Arzt einen unmittelbaren Gebührenanspruch gegen den Versicherungsträger hat. Sein Anspruch richtet sich gegen seinen Auftraggeber, das Versicherungsamt. Auf Grund der erwähnten Bestimmungen des Reichsversicherungsamtes vom 10. April 1929 hat das Versicherungsamt die Kosten der Untersuchungen für den Einzelfall oder am Schlusse eines Kalender-Vierteljahres für die einzelnen Untersuchungen zusammengestellt dem Träger der Unfallversicherung zur Erstattung aufzugeben. Gegen die Festsetzung des Versicherungsamtes hat die Berufsgenossenschaft binnen einem Monat das Recht der Beschwerde an das Oberversicherungsamt. Die Beschwerde ist beim Versicherungsamt einzulegen; dieses kann der Beschwerde abhelfen, wenn es sie für begründet erachtet, anderenfalls legt es die Beschwerde mit einer gutachtlichen Äußerung dem Oberversicherungsamt vor. Dieses entscheidet endgültig. Der oben erwähnte § 1799 RVO. gilt entsprechend.

Nach der bisherigen Rechtsprechung des Reichsversicherungsamtes können die Kosten für die Untersuchung nicht mit der Begründung abgelehnt werden, daß die Untersuchung durch den geeigneten Arzt das Vorliegen einer Berufskrankheit nicht ergeben habe. Da die Untersuchung durch den geeigneten Arzt bindend vorgeschrieben ist, wird das Versicherungsamt, wie das Reichsversicherungsamt in seiner grundsätzlichen Entscheidung vom 3. Dezember 1926 — A. N. 1927, S. 14 — ausgeführt hat, von ihr nur absehen dürfen, wenn es aus den Anzeigen und sonstigen ihm vorliegenden Unterlagen ohne zeitraubende Rückfragen erkennen muß, daß z. B. ohne Zweifel eine versicherte Person nicht in Betracht kommt, oder daß der mit der Untersuchung erstrebte Zweck bereits erfüllt ist, sei es, daß eine von der Verordnung erfaßte Krankheit nicht in Frage steht oder mit Rücksicht auf den Zeitpunkt der Erkrankung von vornherein ausgeschlossen ist.

Von der ärztlichen Anzeige hat das Versicherungsamt dem Versicherungsträger binnen 24 Stunden eine Abschrift zu übersenden (§ 7 Abs. 4). Auch der beamtete Arzt und der Gewerbeaufsichtsbeamte erhalten nach näherer Bestimmung der obersten Verwaltungsbehörde seitens des Versicherungsamtes eine Abschrift der Anzeige über die Erkrankung oder einen Auszug daraus (§ 8).

Nach § 3 Abs. 2 in Verbindung mit § 1546 RVO. ist, sofern die Unfallentschädigung nicht von amtswegen festgestellt wird, der Anspruch auf Entschädigung zur Vermeidung des Ausschlusses spätestens 2 Jahre, nachdem der Versicherte die Beschäftigung in dem der Versicherung unterliegenden Betriebe aufgegeben hat, bei dem Versicherungsträger anzumelden. Soweit es sich also um die zweijährige Ausschlußfrist für die Geltendmachung von Entschädigungsansprüchen handelt, soll für den Beginn ihres Laufes das Ende der Beschäftigung des Versicherten in dem der Versicherung unterliegenden Betriebe maßgebend sein. Nach Ablauf der im § 1546 RVO. vorgesehenen zweijährigen Ausschlußfrist kann der Anspruch nach § 1547 RVO. in Verbindung mit § 3 Abs. 2 VO. noch geltend gemacht werden, wenn der Krankheitszustand erst nach Ablauf der Frist in wesentlich höherem Maße, wenn auch in allmählicher gleichmäßiger Entwicklung des Leidens bemerkbar geworden ist, oder wenn der Berechtigte an der Anmeldung durch Verhältnisse verhindert worden ist, die außerhalb seines Willens liegen. In diesem Falle ist der Anspruch binnen 3 Monaten anzumelden, nachdem die wesentliche Verschlimmerung bemerkbar geworden oder das Hindernis weggefallen ist. Im übrigen, insbesondere bezüglich der Vorschriften über den Beginn der Leistungen (§ 558 RVO.) gilt als Zeitpunkt des Entschädigungsfalles der Beginn der Krankheit im Sinne der Krankenversicherung, das ist der Zeitpunkt, zu dem entweder zuerst ärztliche Behandlung, Arznei oder Heilmittel objektiv (d. h. nach ärztlicher Feststellung) erforderlich waren oder Arbeitsunfähigkeit eintritt oder, wenn dies für den Versicherten günstiger ist, der Beginn der Erwerbsunfähigkeit im Sinne der Unfallversicherung (§ 3 Abs. 2 VO.).

Ist festgestellt, daß eine Berufskrankheit im Sinne der Verordnung vorliegt, so ist dem Berechtigten eine Entschädigung in gleicher Höhe zu gewähren, wie sie Unfallverletzten zusteht. Das bedeutet, daß bei den auf Grund der Reichsversicherungsordnung gegen Krankheit Versicherten die Verpflichtung zur Gewährung von Rente mit Wegfall des Krankengeldes aus der Krankenversicherung beginnt, spätestens mit der 27. Woche nach dem Unfall (d. h. nach Beginn der Krankheit im Sinne des § 182 Nr. 1 und 2 RVO.); bei anderen Versicherten mit dem Tage nach dem Unfall (§ 559 RVO.). Bis zum Ablauf der 26. Woche kann die

Genossenschaft an Stelle der Rente ein Krankengeld gewähren. Es bemißt sich nach den Vorschriften der Krankenversicherung (§ 559 RVO.). Die Aufwendungen für die Verletztenrente, Krankengeld usw. gehen, auch wenn sie zunächst von der Krankenkasse gezahlt werden, vom Beginn der neunten Woche ab zu Lasten der Berufsgenossenschaft. Krankenbehandlung ist grundsätzlich vom Tage der Erkrankung an zu gewähren. Die Krankenkasse wird jedoch in den meisten Fällen vorleisten müssen, da die Berufsgenossenschaft nicht sofort, jedenfalls kaum, solange nicht die Untersuchungen des Versicherungsamtes durchgeführt worden sind, in der Lage ist, ihrerseits die Fürsorge zu übernehmen. Die Beziehungen der Krankenkasse zur Berufsgenossenschaft und umgekehrt der Berufsgenossenschaft zur Krankenkasse richten sich nach den Bestimmungen des fünften Buches der Reichsversicherungsordnung.

Die Renten werden nach Maßgabe des im letzten Jahre vor Eintritt des Versicherungsfalles erzielten Arbeitsverdienstes, also individuell berechnet im Gegensatz zu den Pauschsätzen der Invalidenversicherung. Hatte ein an einer Berufskrankheit Erkrankter früher einen Anspruch auf Invalidenrente seitens der Landesversicherungsanstalt erst nach Ablauf von 26 Wochen und nur dann, wenn seine Erwerbsfähigkeit um mehr als zwei Drittel gemindert war, so erhält der Berechtigte auf Grund der Berufskrankheitenverordnung seine Rente, wenn Arbeitsunfähigkeit vor der 26. Woche eintritt, schon vom Tage nach Wegfall des Krankengeldes nach Maßgabe der bei ihm aus Anlaß der Erkrankung zurückgebliebenen Minderung der Erwerbsfähigkeit, sofern diese mindestens 10 vH beträgt. Die Leistungen der Reichsunfallversicherung stellen also im Gegensatz zu denen der Invalidenversicherung einen gerechteren Ausgleich für die Einbuße an Erwerbsfähigkeit oder bei Witwen und Waisen für den Verlust des Ernährers dar.

Die im § 6 der früheren Verordnung vorgesehene Bestimmung über die Gewährung einer sogenannten Übergangsrente ist in den § 5 der zweiten Verordnung übernommen worden. Ist nämlich zu befürchten, daß eine Berufskrankheit entstehen, wiederentstehen oder sich verschlimmern wird, wenn der Versicherte weiter in einem Betriebe beschäftigt wird, welcher der Versicherung gegen die Krankheit unterliegt, so kann ihm der Versicherungsträger eine Übergangsrente bis zur Hälfte der Vollrente so lange gewähren, als er die Tätigkeit in einem solchen Betriebe unterläßt. Die Rente wegen Erwerbsunfähigkeit ist neben der Übergangsrente zu gewähren. Wenn es sich hier auch nur um eine Kann-Vorschrift handelt, der Versicherungsträger deshalb nach freiem Ermessen darüber befinden kann, ob er von ihr Gebrauch machen will oder nicht, so bringt diese Bestimmung immerhin eine sozial-politisch sehr bedeutsame Ergänzung der Leistungen. Während die eigentliche Unfallversicherung eine Rente nur kennt als Ersatz für die durch eine Unfallschädigung bereits eingetretene Einbuße an Erwerbsfähigkeit, soll nach jenem § 5 der Verordnung eine Rente auch schon dann gewährt werden, wenn die Befürchtung besteht, daß eine Schädigung durch Berufskrankheiten entstehen, wiederentstehen oder sich in ihren Folgen verschlechtern könnte. Die Übergangsrente stellt also in der Hauptsache eine vorbeugende Maßnahme zur Verhütung von Berufskrankheiten dar.

Eine vorbeugende Tätigkeit wird indessen von den Trägern der Unfallversicherung auch noch auf andere Weise entfaltet. Wie die Berufsgenossenschaften von jeher Unfallverhütungsvorschriften erlassen haben, um Unfällen möglichst vorzubeugen und hierin ihre vornehmste Tätigkeit erblicken, werden von denjenigen Berufsgenossenschaften, in deren Versicherungsbereich mit dem Vorkommen von Berufskrankheiten zu rechnen ist, künftighin Krankheitsverhütungsvorschriften aufgestellt, um eine möglichst vollkommene Ausgestaltung der Betriebe in gewerbehygienischer Hinsicht zu gewährleisten. Von der Berufsgenossenschaft der chemischen Industrie sind allgemeine Krankheitsverhütungsvorschriften bereits vor längerer Zeit aufgestellt worden, ebenso wie besondere für Betriebe zur Gewinnung und Verwendung von Blei und seinen Verbindungen, für solche zur Gewinnung und Verwendung von Phosphor, sowie für Betriebe, in denen gesundheitsschädliche Nitro- und Amidoverbindungen hergestellt oder regelmäßig in größeren Mengen wiedergewonnen werden. Die Vorschriften sind mit Genehmigung des Reichsversicherungsamtes am 1. Januar 1929 in Kraft getreten.

Wenn oben bereits angedeutet ist, daß diese Vorschriften über das Entschädigungsfeststellungsverfahren im allgemeinen die gleichen sind, wie in der eigentlichen Unfallversicherung, soll nur noch auf einige Rechtsfolgen dieser Regelung hingewiesen werden. Die Berufsgenossenschaften haben die Entschädigungen (vorläufige Renten, Dauerrenten nach 2 Jahren usw.) von amtswegen festzustellen und zwar durch Bescheid, gegen den innerhalb eines Monats nach der Zustellung Berufung an das Oberversicherungsamt zulässig ist. Gegen die Urteile der Spruchkammern ist Rekurs an das Reichsversicherungsamt zulässig, sofern § 1700 RVO. diesen nicht ausschließt. Nach § 9 der Verordnung ist jedoch, um für den schwierigen und neuartigen Rechtsstoff der Verordnung über die Berufskrankheiten eine möglichst einheitliche Rechtsprechung zu sichern, der Rekurs nicht ausgeschlossen in allen Fällen, in denen strittig ist, ob ein Krankheitszustand ganz oder teilweise Berufskrankheit im Sinne der Verordnung ist, oder in denen der Anspruch sonst dem Grunde nach strittig ist.

Das Reichsversicherungsamt ist durch § 10 der Verordnung zum Erlaß von Bestimmungen zur Durchführung der Verordnung ermächtigt, die, wie schon erwähnt, unter dem 10. April 1929 ergangen sind.

Außerordentlich weitgehend ist die im § 12 ausgesprochene rückwirkende Kraft der Verordnung. Danach sind alle beim Inkrafttreten der Verordnung bestehenden und noch entstehenden Berufskrankheiten auch dann entschädigungspflichtig, wenn die Krankheit ihre wesentliche Ursache in beruflicher Beschäftigung nach dem 31. Dezember 1919 nach Maßgabe der versicherungsrechtlichen Voraussetzungen gehabt hat. Die Anmeldefrist für derartige Ansprüche ist auf 1 Jahr nach dem Inkrafttreten der Verordnung bemessen. Die Entschädigung wird jedoch frühestens vom Inkrafttreten der Verordnung an gewährt.

Über den Anspruch auf Grund von Berufskrankheiten aus zurückliegender Zeit (§ 12) ist durch förmliche bescheidmäßige Feststellung des Versicherungsträgers zu entscheiden. Gegen den Bescheid steht dem Berechtigten nach § 13 der Verordnung das Recht zu, den nach dieser Bestimmung neu eingerichteten Senat für Berufskrankheiten bei dem Reichsversicherungsamt — also unter Übergehung des Oberversicherungsamtes — binnen einem Monat nach Zustellung des Bescheides anzurufen, sofern der Anspruch nach § 12 vom Versicherungsträger bestritten wird. Der Senat kann sich darauf beschränken, über den Anspruch dem Grunde nach zu entscheiden. Diese Entscheidung ist für die Beteiligten und die Versicherungsbehörden bindend. Wird eine Berufskrankheit von dem erkennenden Senat für vorliegend erachtet, so richtet sich die weitere Feststellung der Entschädigung nach den Vorschriften der Reichsversicherungsordnung. Es besteht also die Möglichkeit, einen auf Grund der Entscheidung des Reichsversicherungsamtes erlassenen neuen Bescheid des Versicherungsträgers bezüglich der Höhe der Entschädigungsleistung durch Berufung beim Oberversicherungsamt anzufechten.

Die Zusammensetzung des besonderen Senats für Berufskrankheiten beim Reichsversicherungsamt ist nicht nach den allgemeinen Vorschriften der Reichsversicherungsordnung (§ 98ff. der RVO.) erfolgt, sondern durch § 13 der Verordnung selbständig geregelt. Danach besteht der Senat aus einem Vorsitzenden und im Gegensatz zur sonstigen Besetzung aus je zwei Vertretern der Arbeitgeber und der Arbeitnehmer, einem Arzt und einem ständigen Mitglied des Reichsversicherungsamtes als Mitgliedern. Der Vorsitzende und das ständige Mitglied des Reichsversicherungsamtes werden vom Reichsarbeitsminister bestellt, der Arzt und die Vertreter der Arbeitgeber und der Arbeitnehmer von Fall zu Fall von dem Präsidenten des Reichsversicherungsamtes, und zwar die Vertreter der Arbeitgeber und der Arbeitnehmer auf Grund von Vorschlagslisten, die der vorläufige Reichswirtschaftsrat aufstellt. Die Vertreter der Arbeitgeber und der Arbeitnehmer sollen nach Möglichkeit dem Berufe angehören, in dem die zur Verhandlung stehende Berufskrankheit vorkommt.

Für die Verhandlung und Entscheidung des Senats gelten die Vorschriften über den Rekurs in der Unfallversicherung. (15. 8. 1929.)

Dr. **Martius**-Berlin,
Direktor der Berufsgenossenschaft der chemischen Industrie.

Merkblatt über berufliche Erkrankungen durch Blei und seine Verbindungen.

Vorkommen.

Die Bleiintoxikation ist die weitaus häufigste Berufskrankheit.

Berufliche Bleischädigungen kommen vor bei der Herstellung und Verarbeitung von metallischem Blei, Bleilegierungen, Bleiverbindungen oder Stoffen, die Blei oder Bleiverbindungen enthalten. In Frage kommen:

1. Metallisches Blei, Schmelzpunkt 335°, Siedepunkt um 1520°, Bleidämpfe bilden sich bei 550—600°;

2. Bleilegierungen (unter anderen Lot = Blei + Zinn, Hartblei = Blei + Antimon, Letternmetall = Blei + Antimon + Zinn), ferner das Rosesche und Woodsche Metall;

3. Bleiverbindungen:

a) **Bleiglätte** (PbO, Bleioxyd), Massicot, ein gelbliches bzw. rötliches Pulver, dient zur Herstellung von Glas (Flintglas), Glasuren (als Flußmittel), ferner zur Fabrikation von Bleisalzen, Firnis, Kitt und Bleipflaster. Beim Erhitzen geht Bleiglätte über in

b) **Mennige** (Pb_3O_4, Bleitetroxyd), ein leuchtendrotes Pulver zum Farbanstrich (Rostschutz), dient ferner gleichen Zwecken wie Bleiglätte.

c) **Bleiweiß** ($Pb[CO_3]_2Pb[OH]_2$) = basisch-kohlensaures Blei.

d) **Chromgelb, Kaisergelb, Kasselergelb, Chromrot und Chromgrün** = chromsaures Blei (Bleichromatfarben).

e) **Bleizucker = Bleiazetat,** essigsaures Blei, wird verwendet als Beize in Färbereien, zur Firnisherstellung, zur Bleiweiß- und Chromgelbfabrikation und in der Glas- und keramischen Industrie; ferner **Bleinitrat** (salpetersaures Blei), **Bleichlorid** (salzsaures Blei). Diese drei Körper sind farblose kristallinische Substanzen. Schließlich **Bleisulfat** (schwefelsaures Blei, weißliches Pulver).

Alle diese Stoffe sind in Wasser bzw. in den Körpersäften mehr oder weniger leicht löslich und daher giftig.

f) **Bleisulfid** (PbS), Schwefelblei, Bleiglanz (als Mineral kristallisierter Körper) und **Bleisilikat** sind nur wenig löslich und praktisch ungiftig.

Folgende Betriebe bzw. Arbeiterkategorien kommen demnach für Bleiintoxikationen vornehmlich in Betracht:

Für metallisches Blei und Legierungen: Blei- und Zinkhütten, Akkumulatorenfabriken, Walzwerke (Bleibleche, -rohre usw.), Schrotgießereien, Flaschenkapselfabriken, Textilfabriken, ferner Abwrackarbeiter (Schiffsindustrie), Feilenhauer, Marmorschleifer, Bleilöter, Klempner, Dachdecker und Installationsarbeiter (Bleirohre, Lot), Zinngießer, Schriftsetzer, Schriftgießer.

Für Bleiverbindungen und Stoffe, die Blei enthalten: Chemische und Farbenfabriken als Herstellungswerkstätten für Bleiglätte, Bleiweiß, Mennige, Bleichromatfarben, Bleinitrat, Bleiessig usw.; dann als Verarbeiter dieser Stoffe: Maler, Lackierer, Farbschleifer, Färber (Papier, Blumen, Pelze, Stoffe, Garne), Buntdrucker und Buchdrucker, Töpfer, Emaillierer, Glaser (Bleiglätte, Kitt usw.).

Disposition.

Individuell verschieden; erhöht bei Jugendlichen und Frauen, bei schwächlichen, blutarmen und kranken Personen, insbesondere bei Gefäß-, Nieren- und venerischen Erkrankungen, ferner bei Trinkern.

Eingangspforten in den Körper.

Atmungs- und Verdauungsorgane. Das Blei wird meist in Form von Staub oder von Dämpfen und Rauch durch die Lungen absorbiert, aber auch durch den Verdauungstraktus, besonders bei unhygienischem Verhalten (Unsauberkeit bei der Einnahme von Speisen). Die Haut kommt praktisch als Aufnahmeorgan nicht in Frage.

Ausscheidung des Bleies aus dem Körper.

Sehr langsam durch den Verdauungskanal vom Mund (Speichel) bis zum After, in erster Linie durch den Kot; daneben auch durch die Harnorgane. Das Blei kann auch im Körper, vor allem in den Knochen, deponiert und gelegentlich mobilisiert werden und Anlaß zu Spätrezidiven geben.

Wirkungsweise des Bleies im Körper.

Das Blei wirkt schädigend auf das Blut (hämolytisch) und das Knochenmark (als Bildungsstätte der Blutkörperchen), das Gefäßsystem und das periphere und Zentralnervensystem. Die Wirkung ist abhängig von der Dichte des im Körper kreisenden Bleistroms, der von der Größe und dem Tempo der Bleiaufnahme einerseits, und anderseits von der Speisung aus Körperdepots bestimmt wird.

Krankheitsverlauf.

Die gewerbliche Bleierkrankung ist fast stets eine chronisch entstehende und chronisch verlaufende Erkrankung. In Ausnahmefällen kann die Erkrankung auch mit schweren Erscheinungen beginnen. Man unterscheidet:

1. Anfangsstadium (Bleianämie): Mattigkeit, Mangel an Appetit, Kopfschmerz, uncharakteristische Beschwerden im Leib, Neigung zu Verstopfung, selten zu Durchfall, oder beides im Wechsel, und Abmagerung.

Äußerlich machen sich zuerst leichtwechselnde, dann (als Zeichen fortschreitender Blutarmut) eine fahlgraue ins gelbliche spielende Gesichtsfarbe (Bleikolorit [s. „Diagnose"]) und Subikterus der Augenbindehäute bemerkbar. In vielen Fällen findet man am Zahnfleisch einen blaugrauen bis blauschwarzen Bleisaum (s. „Diagnose" und Abbildung).

2. Höhestadium (Bleikolik): Der häufigste Ausdruck der Bleivergiftung sind Kolikanfälle, krampfhafte, schneidende, an- und abschwellende Schmerzen meist um den Nabel herum, aber auch im Ober- und Unterleib, bei manchmal tagelanger Verstopfung. Die Kolikanfälle können auch ohne deutliches Vorstadium auftreten. Sie erfolgen unabhängig vom Essen, treten auch nachts auf und kennzeichnen sich durch eingezogenen brettharten Leib, fühlbare Darmspasmen, kalten Schweiß, Erbrechen von Schleim, durch Stuhl- und Harndrang, durch verlangsamten, harten, gespannten Puls, durch Blutdruck- und leichte Temperaturerhöhung. Der Kranke kann sich vor Schmerzen auf dem Boden wälzen. Druck auf den Leib wirkt oft lindernd.

Die Koliken klingen meist in einigen Tagen ab. Gewisse Beschwerden können oft länger bestehen bleiben, unter anderen auch ein hyp- oder hyperazider Magenkatarrh. Ulkusfolge bestritten und zweifelhaft, nur unter besonderen Bedingungen anzunehmen.

3. Weitere Entwicklungsstadien der schweren chronischen Bleitoxikose, bei denen man in der Anamnese selten überstandene Bleikoliken vermißt:

Bleiarthralgie (meist vergesellschaftet mit Bleikolik): ziehende und reißende Schmerzen in Gliedern und Gelenken. Sie kommt jedoch auch für sich alleinstehend vor und befällt die oberen und unteren Gliedmaßen ein- und doppelseitig. Die Beschwerden äußern sich mnachmal nur in Parästhesien (taubes Gefühl, Ameisenkriechen) und können sich bis zu stechenden und bohrenden unerträglichen Schmerzen steigern, die in die Nähe der Gelenke verlegt werden und vor allem die Beugeseiten der Gliedmaßen bevorzugen.

Bleigicht: Erscheinungen wie bei echter Gicht. Vorkommen umstritten und zweifelhaft.

Bleilähmung: gekennzeichnet durch ihren rein motorischen Charakter und das Fehlen von sensiblen Reiz- und Lähmungserscheinungen. Sie entwickelt sich vielfach nach Koliken, aber auch ohne solche langsam oder plötzlich. Von ihr werden vorwiegend die bei der Arbeit meist beanspruchten Muskelgruppen (Aufbrauchstheorie) befallen, also vorwiegend die oberen Gliedmaßen. Am häufigsten und typischsten:

Radialislähmung, meist beginnend an der Arbeitshand. Überextension der Hand und Strecken der Finger sind manchmal schon im Anfangsstadium erschwert und gleichbedeutend mit

Streckerschwäche (Hängen der Finger bei Überstreckung der Hand).

In selteneren Fällen werden auch die Oberarm-, Schulter-, Beinmuskeln (Peroneusgebiet) und andere Muskelgruppen befallen, fast nur kombiniert mit einer Radialislähmung.

Erkrankungen des Rückenmarks (äußerst selten): Unter dem Bilde der Poliomyelitis anterior, der spastischen Spinalparalyse und der Tabes beschrieben. (Letztere beiden sind als Folge einer Bleitoxikose unwahrscheinlich.)

Gehirnkrankheiten: Encephalopathia saturnina (akut und subchronisch): Kopfschmerzen, Bleiamaurose (Gefäßkrampf der Retinalgefäße), Sehnervenatrophie, Hemianopsie, Aphasie, Hemi- und Monoplegien, Paresen spastischer Art, psychische Störungen, stuporöse Zustände, halluzinatorische Verwirrtheit, Delirien, Krämpfe (Bleieklampsie), Erregungszustände, Verwirrtheit; ferner Krankheitserscheinungen (chronisch), wie sie durch arteriosklerotische und endarteriitische Prozesse bedingt sind: Gedächtnisschwäche, Intelligenzstörungen, Amblyopie, Sehnervenatrophie, Neuroretinitis usw. Letztere sind meist durch geringere oder größere Blutdrucksteigerungen charakterisiert, die wiederum das Zeichen einer Schrumpfniere sein können.

Bleitremor und Bleineurasthenie: nicht charakteristisch, entweder als Begleiterscheinungen allgemeiner Schwäche und Blutarmut oder als Symptom einer Erkrankung des Nervensystems anzusehen.

Erkrankungen der Sinnesorgane: Lähmungen der Augenmuskeln (Abducenz, Occulomotorius), Erkrankungen des Sehnerven (Neuritis, Atrophie) und der Gehörnerven sind beschrieben, aber sehr selten.

Erkrankungen des Gefäßsystems (als Folge der spezifischen Gefäß- und Vasomotorenwirkung des Bleies): Arteriosklerose und Hypertonie, letztere angeblich unter Umständen zunächst ohne nachweisbare Nierenschädigung. Dauernde Blutdruckerhöhung über 150 mm Hg, gemessen mit dem Apparat von Riva-Rocci, ist bei jugendlichen Arbeitern von Bedeutung, aber vom 5. und 6. Lebensdezennium auch ohne Bleieinwirkung nichts seltenes.

Erkrankungen der Niere: Die Bleiniere deckt sich mit dem Bilde der malignen bzw. arteriosklerotischen Schrumpfniere.

Erkrankungen der Leber: Ikterus, Leberschwellung, Atrophie der Leber vereinzelt beschrieben, aber sehr selten und wenig bestätigt.

Erkrankungen der Geschlechtsorgane: Bei Frauen häufig Abort, Totgeburt oder lebensschwache Kinder. Bei Männern Störung der Potenz vereinzelt beschrieben, meist wahrscheinlich nur Ausdruck der Blutarmut und allgemeinen Körperschwäche.

Diagnose und Differentialdiagnose der Bleivergiftung.

Es gibt vier Früh- bzw. Kardinalsymptome der Bleivergiftung, die die Diagnose schon im Anfangsstadium der Krankheit sichern können: der **Bleisaum,** das **Bleikolorit,** das Auftreten von **basophil getüpfelten roten Blutkörperchen** (Basoph.) und die Ausscheidung von **Hämatoporphyrin** (Hp.) im Harn.

Diese Symptome finden wir bei allen Krankheitsarten der akuten und chronischen Bleivergiftung, manchmal vereint, in verschiedenen Kombinationen, oder auch vereinzelt. Sie sind ein wichtiges Hilfsmittel für die Differentialdiagnose, wenn auch, je nach den Umständen, von wechselndem Wert. Jedenfalls darf auch ein Kardinalsymptom für sich allein betrachtet nicht ausschlaggebend für die Diagnose sein, sondern es muß immer im Rahmen des

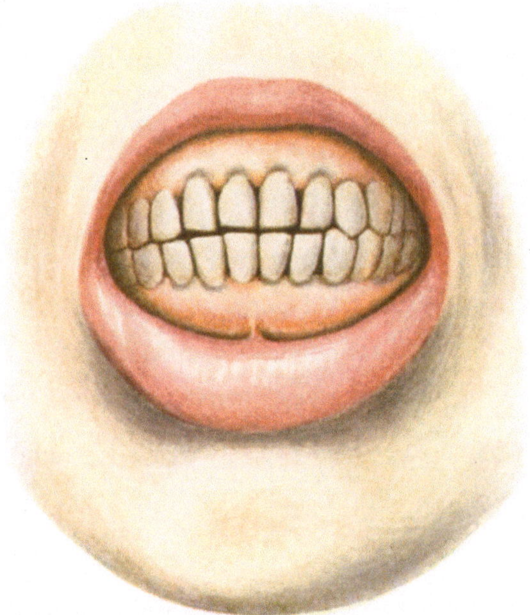

Bleisaum.

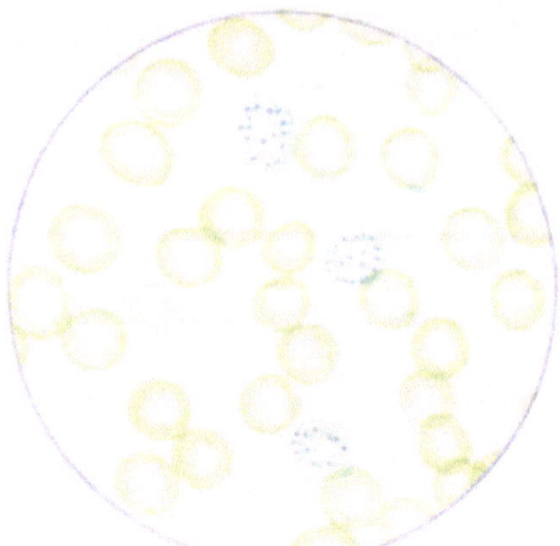

Blut bei Bleivergiftung
mit mäßigen Veränderungen.

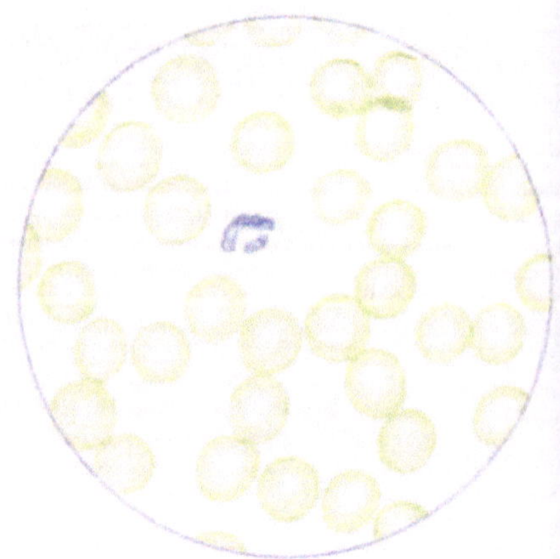

Normalblut.

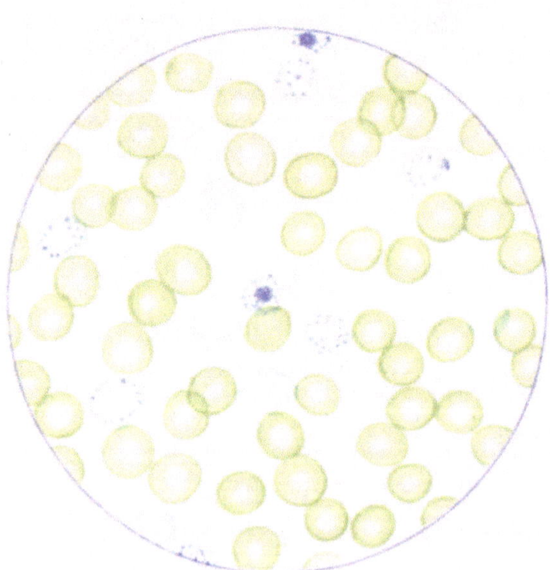

Blut bei Bleivergiftung mit starken Veränderungen.

Verlag von Julius Springer in Berli

ganzen Krankheitsgeschehens und des gesamten klinischen Untersuchungsbefundes gewertet werden. Die Kardinasymptome der Bleivergiftung sind zum Teil auch bei anderen Krankheiten in gleicher oder ähnlicher Form nachweisbar. Man hat immer daran zu denken, daß es den Krankheitserscheinungen der Bleivergiftung vollständig gleichsinnige Leiden gibt, die mit Bleivergiftung nichts zu tun haben, und daß solche Leiden auch bei Personen auftreten können, die beruflich mit Blei in Berührung kommen. Ein Bleisaum oder eine geringe Vermehrung der Basoph. brauchen noch keine Bleivergiftung zu bedeuten. Sie zeigen zunächst an, daß der Betreffende Blei in seinen Körper aufgenommen hat und sind daher unter Umständen je nach der Stärke des Symptoms nur ein Zeichen der Bleiaufnahme oder Bleieinwirkung bzw. der mehr oder minder großen Gefährdung. In prophylaktischer Beziehung haben sie deshalb besonderes Gewicht (s. unten).

Um einen Menschen als krank bezeichnen zu können, verlangen wir im allgemeinen zwei Dinge: einmal, daß der Betreffende sich krank fühlt und zum zweiten Mal, daß objektive Zeichen einer Erkrankung vorhanden sind. So auch bei der Bleivergiftung. Der Übergang von der Bleiaufnahme bzw. Bleieinwirkung zur Bleivergiftung ist fließend. Das „subjektive Krankheitsgefühl“ bzw. die subjektiven Klagen allein sind ein wenig zuverlässiger Baustein beim Aufbau einer Diagnose und sind in Bezug auf unsere sozialen Einrichtungen und Gesetzgebung und auf die Wünsche oder Begehrungen der Patienten sehr kritisch zu betrachten. Diese Wünsche bewegen sich aber durchaus nicht ausschließlich in der Richtung des Loskommens von der Bleiarbeit und sozialer Vorteile in versicherungsrechtlicher Beziehung; im Gegenteil, oft werden aus Gründen drohenden Arbeitsverlustes oder des Mehrverdienstes vorhandene Beschwerden verschwiegen, was besonders bezüglich der Prophylaxe und des Arbeitsausschlusses zu beachten ist.

Der **Bleisaum** ist ein schmaler, etwa 1—2 mm breiter, blaugrauer bis schwarzblauer Streifen dicht am Rande des Zahnfleisches als Zeichen der Anwesenheit von Blei im Körper. Er besteht aus feinsten Bleipartikeln, die auf dem Blutwege aus den Haargefäßen der Zahnfleischschleimhaut in das Gewebe der Umgebung übergetreten und durch den Schwefelwasserstoff des Mundes in schwarzes Bleisulfid verwandelt sind. Es sei besonders darauf hingewiesen, daß man den livid verfärbten Zahnfleischrand, der bei schlechten Zähnen und entzündetem Zahnfleisch oft gefunden wird, nicht mit einem Bleisaum verwechseln darf. Zur Unterscheidung nimmt man eine Lupe, durch die man beim Bleisaum deutlich die feinen punktförmigen und haarfeinen eingesprengten blauschwarzen Bleisulfidpartikelchen differenzieren kann, im Gegensatz zu der homogenen lividen Verfärbung des entzündeten Zahnfleisches. Auch schwärzlicher durch das Zahnfleisch durchschimmernder Zahnstein, der sich wegkratzen läßt, kann Bleisaum vortäuschen. Zum Zustandekommen eines Bleisaums gehören meist schlecht gepflegte Zähne oder ein mehr oder minder stark krankhaft verändertes Zahnfleisch. An Zahnlücken fehlt der Bleisaum.

In seltenen Fällen kann man dem Bleisaum äquivalente blauschwarze Flecken an der Schleimhaut des Mundes finden. Das Vorhandensein eines Bleisaums ist ein wertvoller Fingerzeig, beweist aber, wie erwähnt, zunächst nur, daß sein Träger Blei im Körper aufgenommen hat. Jener braucht sich deshalb nicht krank zu fühlen und auch nicht krank zu sein. Umgekehrt gibt es ausgesprochene Bleikranke, die keinen Bleisaum aufweisen. Der Bleisaum verschwindet beim Fernhalten des Trägers von der Bleiaufnahme meist in ein paar Wochen. Bei schweren Bleivergiftungen kann er monatelang bestehen.

Es gibt auch einen „Spätbleisaum", der nach Entfernung des Trägers aus dem Bleibetrieb aus mobilisiertem Körperblei entstehen kann.

Das **Bleikolorit** ist die Folge der vasokonstriktorischen Wirkung des Bleies, verbunden mit einer mehr oder weniger starken Anämisierung des Blutes und äußert sich in einer fahlgrauen Gesichtsfarbe mit gelblichem Einschlag, oft vergesellschaftet mit Subikterus der Augenbindehaut. Bei Bleikolorit ist eine schwerere Anämie immer nachweisbar.

Die Diagnose der Blutarmut darf nur ausgesprochen werden, wenn eine Herabsetzung des Hämoglobingehaltes objektiv festgestellt ist, nicht nur auf eine blasse Gesichtsfarbe hin, denn es gibt viele Menschen mit bleichem Aussehen und durchaus normalem Blutfarbstoff (cave: Neurastheniker!).

Der Hämoglobingehalt wird am einfachsten und sichersten mit dem Apparat von Sahli bzw. Sahli-Leitz (Modifikation mit haltbar gefärbten Glasstäben), Autenrieth oder Migos bestimmt. Die vielverwendete Methode nach Tallqvist ist wegen der Unzuverlässigkeit der Werte, besonders für die Begutachtung und Überwachung, zu verwerfen. Durchschnittlicher Normalwert des Hämoglobins bei einem gesunden Arbeiter 90—95% nach Sahli-Leitz, in den höheren Lebensdezennien 85—90%.

Bei laufenden Kontrolluntersuchungen von Bleiarbeitern ist das Sinken des Hämoglobingehaltes von größter Bedeutung. Werte unter 80% Sahli-Leitz bedeuten meist schon ausgesprochene Bleianämie und Krankheit im Sinne der RVO. (Behandlungsbedürftigkeit oder Arbeitsunfähigkeit).

Die Bleianämie ist hypochromer Natur, Färbeindex unter 1.

Das Bleikolorit schwindet bei Entfernung aus der gefährdenden Arbeit mit dem Steigen des Hämoglobingehaltes meist in ein paar Wochen.

„Bleikranke" ohne Anämie dürfte es nicht geben.

Neben der Einwirkung des Bleies auf den Blutfarbstoff zeigt sich sehr frühzeitig und oft schon vor der Anämie eine besonders charakteristische und wertvolle Erscheinung der Bleieinwirkung in dem Auftreten von gekörnten roten Blutkörperchen:

Basophil getüpfelte rote Blutkörperchen (Basoph. — Nachweis s. Anhang) sind der Ausfluß einer Reizwirkung des Bleies auf das Knochenmark und bedeuten eine Regenerationserscheinung des Blutes. Ein gewisser Parallelismus zwischen dem Grade der Anämie und der Menge der

Basoph. besteht meist, doch gibt es Ausnahmen. Nach Paul Schmidt zeigen mehr als 100 Basoph. auf 1 Million rote Blutkörperchen bezogen eine Bleieinwirkung an. Nach den neueren Erfahrungen wird man die Grenzzahl besser mit 200—300 auf 1 Million annehmen. Eine geringe Vermehrung der Basoph. zeigt wie der Bleisaum noch keine Bleivergiftung, sondern zunächst nur eine Bleieinwirkung an. Die Bedeutung des Zeichens wächst in dem Maße, wie gleichzeitig Anämie nachweisbar wird und subjektive Klagen geäußert werden. Vermehrung der Basoph. kommt auch bei anderen Anämien (z. B. sekundärer Anämie nach Blutungen, bei Karzinom, Benzolvergiftung, Anaemia perniciosa u. ä.) vor. Bei diesen Anämien ist die Zahl der Basoph. aber selten relativ so hoch wie bei Bleieinwirkung oder Bleivergiftung, wenn man sie in Beziehung zur Stärke der Anämie setzt. Vor allem werden die Werte der grob punktierten roten Blutkörperchen bei Bleiwirkung meist relativ hoch gefunden, im Gegensatz zu den Anämien anderer Ätiologie.

In ganz seltenen Fällen kann der Nachweis der Basoph. versagen, zumal im Anfangsstadium der Bleivergiftung. Zu beachten ist, daß die Zahl der Basoph. an verschiedenen Tagen schwankt (wiederholte Untersuchungen!), und daß die Basoph. bei schwerer Bleivergiftung infolge daniederliegender Regeneration angeblich manchmal ganz verschwinden sollen. Wir haben dieses Verschwinden nie beobachtet.

Jodkali und Arsen vermehren die Ausschwemmung von Basophilen.

Hämatoporphyrin (Hp.) im Harn gilt als das vierte Kardinalsymptom der Bleivergiftung. Es ist ein Abbauprodukt des Blutfarbstoffes und kommt auch im Harn Gesunder vor. Vermehrte, meist dem Grade der Anämie parallel verlaufende Ausscheidung von Hp., die nur spektroskopisch nachgewiesen werden kann, bildet unter Umständen eine wesentliche Stütze für die Diagnose. Als Nachweis dient die Methode von Garrod (von Froboese verbessert; s. unter „Literatur"). Je feiner die Methode, um so öfter findet man Vermehrung des Hp.s bei Bleivergiftung. Für die Allgemeinpraxis dürfte der Hämatoporphyrinnachweis wegen zeitlicher und technischer Schwierigkeiten kaum in Frage kommen (Nachweis s. Anhang).

Die von Teleky u. a. als Frühsymptom der Bleitoxikose angegebene Streckerschwäche der Gebrauchshand (beginnende Lähmung der Fingerstrecker [s. oben]) ist als solches stark umstritten.

Es sei nochmals betont, daß die sogenannten Kardinalsymptome der Bleivergiftung vereinzelt nachweisbar noch keine Bleitoxikose zu bedeuten brauchen und daß man sie in mehr oder weniger ausgesprochenem Grade auch bei anderen Krankheiten finden kann. Alle Symptome sind im Rahmen des Gesamtkrankheitsbildes zu bewerten. Ein Bleisaum allein z. B. kann u. U. sehr leicht zu einer Fehldiagnose führen.

Für die **Differentialdiagnose** ist die Erhebung einer genauen Anamnese bezüglich erblicher Belastung (z. B. Arteriosklerose), früherer Krankheiten und Infektionen (Lues, Tuberkulose u. a.), Alkohol-, Nikotinabusus, Art der Beschäftigung, frühere Erscheinungen einer Bleivergiftung (Koliken!) u. a. m. ein unbedingtes Erfordernis. Einige differentialdiagnostisch wichtige Krankheitszustände und Merkmale seien gegenüber den aufgezählten Erscheinungen der Bleitoxikose angeführt:

Bleianämie: Konstitutionelle Anämie der Astheniker, sekundäre Anämie (besonders nach okkulten Blutungen, z. B. aus Magen und Darm), Karzinom, Anaemia perniciosa und andere Blutkrankheiten, Malaria, latente Tuberkulose, Lues (Wassermann! Die angeblich bei Bleivergiftung gelegentlich positive WaR. ist höchstwahrscheinlich nur auf eine latente luetische Infektion zurückzuführen), andere Vergiftungsanämien (Benzol, Anilin).

Bleikolik: Gallen-, Nierensteine, Arteriosklerose der Bauchgefäße (Dyspragia abdominis), Perityphlitis (Cave! Fehloperation bei „Bleikolik", Unterlassung der Operation bei „Perityphlitis"), Pankreaserkrankungen, Embolie der Mesenterialgefäße, gastrische Krisen (WaR.!), Hernia epigastrica.

Bleiarthralgie: Rheumatische Erkrankungen der Muskeln und Gelenke, Arthritis deformans, Neuritis (Lues und andere Infektionen), Arsen und andere Gifte.

Bleigicht (umstritten! Symptome wie echte Gicht [Arthritis urica]): Beweisend für Bleigicht sollen sein: frühes Auftreten, Befallensein vieler Gelenke, reichliche und starke Bildung von Tophi. Zu denken ist anderseits an hereditäre Belastung, Alkohol, Fettleibigkeit, Arthritis deformans (Röntgen!).

Bleilähmung (rein motorisch, gelegentlich geringe Parästhesien, typischer Sitz!): Lues, Polyneuritis, Erkrankungen des Rükkenmarks, progressive Muskelatrophie, spastische Spinalparalyse, Tabes, funikuläre Myelitis bei Anaemia perniciosa (Parästhesien und Lähmung hier manchmal vor dem Auftreten der Anämie), andere Vergiftungen (z. B. Arsen).

Encephalopathia saturnina und Äquivalente: Urämie, Epilepsie (genuine — Jackson-Epilepsie), Arteriosklerose des Gehirns anderer Genese als durch Blei (hereditäre Belastung, Alkohol, Nikotin), Paralyse (Lues), Tumor, Apoplexie, Alkohol- und andere Vergiftungen (Blausäure, Morphium u. ä.).

Bleineurasthenie: konstitutionelle Neurasthenie ohne nachweisbare organische Veränderungen, Vergiftungs- bzw. Rentenneurose (Furcht- oder Begehrungsneurose).

Sinnesorgane: Lues, Tuberkulose, Arteriosklerose, Tumor.

Gefäßsystem (Arteriosklerose, Hypertonie): Zu beachten sind hereditäre Belastung, Lues, Alkohol, Nikotin, Fettsucht, Gicht, ferner Nierenleiden anderer Genese, Tumor der Nieren. (Arteriosklerose [Atheromatose, z. B. der Aorta oder Kranzgefäße] ist durchaus kein Altersleiden und kommt auch ohne Bleieinwirkung nicht selten in relativ jugendlichem Alter vor.)

Bleiniere (beiderseitige Erkrankung mit Hypertonie!): Akute Nephritis und die aus ihr hervorgegangene sekundäre Schrumpfniere; s. auch „Gefäßsystem". Die Ausbildung einer Bleischrumpfniere verlangt mehrjährige Beschäftigung.

Leber: Gallensteine, Cholecystitis, katarrhalischer Ikterus (Hepatitis) mit nachfolgender Atrophie, Leberzirrhose (Alkohol, Lues).

Geschlechtsorgane: weiblich: Lues (Abort); männlich: konstitutionelle Anomalien (eunuchoide Erscheinungsformen).

Therapie.

Grundsätzlich versucht man heute während schwererer akuter Erscheinungen (z. B. Koliken u. a.) die Dichte des Bleistromes im Blut durch Unterstützung von Depotsbildungen im Körper (Knochen) abzuschwächen. Dies geschieht durch eine kalziumreiche und alkalische Diät: leichte, vegetabilische, vitaminreiche Kost (Obst, frische Gemüse, Eier, Milch), dazu Kalziumpräparate, 2 g Calc. lakt. pro die, Calcipot, Kalzan, oder in 24—48stündigen Pausen wiederholte intravenöse Injektionen von glukonsaurem Kalzium oder von 10 ccm einer wässerigen Lösung von 1 g Chlorcalc. + 0,3 g Gummi arabic., ferner intravenöse Injektionen von Natriumthiosulfat (0,6 g steigend bis 1,0 g in 10 ccm dest. H_2O, täglich oder in Abständen von 2 Tagen (eine Kur etwa 12 Injektionen, dann 4 Wochen Pause. Fertige Ampullen bei Beiersdorf, Hamburg). Nach Abklingen der akuten Erscheinungen soll man durch saure, kalziumarme, gleichzeitig kalk- und bleiausschwemmende Nahrung (Fleisch, Kartoffeln, Reis, Butter, Äpfel, Birnen, Tee, Tomaten, Kaffee) den Körper zu entbleien suchen. Dazu Phosphorsäure, Phosphorpräparate (Recresal u. a.) oder Ammoniumchlorid (10—12mal täglich 1 g), ferner auch Natr. bicarb. täglich 20—40 g.

Entbleiend wirkt auch Jodkali, täglich etwa 1—3 g (Cave: akute Toxikose und Gehirnkrankheiten!). Die Allgemeinbehandlung kann man durch warme Bäder, „Schwefelbäder", unter Umständen durch Schwitzprozeduren unterstützen.

Die Anämie ist durch vitaminreiche Diät, Leber, Eisenpräparate und Freiluftbehandlung (Erholungskur in Wald- oder Höhenluft) zu beheben.

Bei Verstopfung und Koliken: Einläufe, Abführmittel (Rizinus, Karlsbader, Magnesium sulfuric. in großen Dosen), Atropinpräparate, Belladonna, Papaverin (unter Umständen als Suppositorien), Amylnitrit, intravenöse Injektion von glukonsaurem Kalzium.

Bei hochgradigen Schmerzzuständen: Morphium, Pantopon, Dilaudid.

Bei Lähmungen: Elektrisieren, Vierzellenbäder, Massage.

Die Behandlung ist im übrigen symptomatisch.

Schwerere Bleitoxikosen werden am besten in einem Krankenhaus oder ärztlich geleiteten Sanatorium behandelt.

Anzeigepflicht.

Gemäß Verordnung des Reichsarbeitsministers vom 11. II. 1929 ist eine Bleivergiftung und auch der begründete Verdacht einer solchen (z. B. objektiv festgestellte Anämie, eventuell mit Bleisaum [Lupe!] und womöglich mit dem Nachweis von Basoph.) dem zuständigen Versicherungsamt zu melden. Ein Bleisaum allein bedingt keine Meldepflicht. Bei zweifelhaften Fällen frühzeitige Konsultation mit einem auf dem Gebiete der Bleitoxikose bzw. in Anfertigung und Deutung eines Blutstatus erfahrenen Kollegen. Falsche Meldungen bewirken viel unnütze Arbeit und reichlich Ärger für alle Beteiligten (Cave: Renten- und Vergiftungsneurose!).

Meldepflichtig ist nicht nur der behandelnde Arzt, sondern auch jeder Arzt, der mit dem betreffenden Fall zu tun hat (z. B. Vertrauensarzt), wenn die Erkrankung nicht schon gemeldet ist.

Arbeitsausschluß (dauernd).

1. Bei Aufnahme in die gefährdende Berufstätigkeit alle weiblichen Personen, dann alle jugendlichen männlichen Personen unter 18 Jahren, ferner schwächliche, blutarme und stärker neurasthenische Personen, Tuberkulöse, Luiker, Trinker, Nierenkranke, Hypertoniker, Arteriosklerotiker und Mundatmer (behinderte Nasenatmung).

2. Bleiarbeiter, die besonders anfällig sind; solche mit öfter wiederholten Koliken, mit Lähmungen und krankhaften Erscheinungen des Zentralnervensystems.

Bei Bleiarbeitern, die bereits im Berufe stehen, sind in allen anderen Fällen (vgl. auch Nr. 1: Tuberkulöse, Trinker, Luiker, Arteriosklerotiker usw.) die sozialen Verhältnisse und der Grad der weiteren Gefährdung bezüglich Arbeit und Prognose des bestehenden Leidens zu prüfen, um unnötige Härten zu vermeiden.

Arbeitsausschluß (vorübergehend).

Bleiarbeiter mit akuten Erscheinungen einer Bleitoxikose (z. B. Koliken, meist etwa 6—8 Wochen) oder bei drohendem Ausbruch einer solchen. Objektive Warnungszeichen sind starkes Absinken des Hämoglobingehaltes (auf 80% Sahli-Leitz und darunter) und gegebenenfalls stärkere Vermehrung der Basophilen, zumal auch, wenn gleichzeitig subjektive Klagen geäußert werden. Ein Bleisaum allein bedeutet noch keine Gefährdung und bedingt keinen Ausschluß. Bei leichter Bleianämie genügt oft vorübergehender Arbeitswechsel.

Dauer des Ausschlusses: Bis zum Verschwinden der Beschwerden. Als objektiv richtunggebend kann der Nachweis normalen Blutbefundes (Hämoglobingehalt) dienen. Zu beachten ist hierbei, daß der Hämoglobinspiegel von Bleiarbeitern oft dauernd etwas unter dem Normalwert liegt.

Ärztliche Überwachung.

Für Blei- und Zinkhüttenbetriebe, Abwrackbetriebe, Akkumulatorenfabriken, Maler- und Anstreicherbetriebe sowie Buchdruckereien sind reichsgesetzliche Bestimmungen bezüglich ärztlicher Überwachung der mit Blei beschäftigten Personen herausgegeben (s. Literatur). Jugendliche Arbeiter unter 18 Jahren und Frauen dürfen in diesen Betrieben nicht beschäftigt werden. Der Arbeitgeber muß die einzustellenden Personen von einem Arzt, der von der Verwaltungsbehörde hierzu besonders ermächtigt ist, vor der Arbeitsaufnahme auf ihre Eignung untersuchen und monatlich kontrollieren lassen. Der Arbeitgeber hat ferner den eingestellten Arbeitern das vom Reichsgesundheitsamt herausgegebene Bleimerkblatt auszuhändigen und sie auf die Gefahren des Berufes aufmerksam zu machen. Schließlich ist vom Arbeitgeber ein Belegschaftsbuch zu führen, in das sämtliche Erkrankungen der Bleiarbeiter einzutragen sind.

Anhang.

1. Untersuchung des Blutes auf basophil getüpfelte rote Blutkörperchen (s. Abbildung).

Nach Reinigung des Ohrläppchens mit Alkohol oder Äther läßt man ein Bluttröpfchen durch Schnitt mit einem feinen Skalpell spontan, ohne zu drücken, austreten. Mit der Kante eines Deckglases entnimmt man einen Tropfen, den man auf einem Objektträger gleichmäßig ausstreicht. Zu dick aufgestrichene Blutpräparate sind zu verwerfen, da in diesen die roten Blutzellen nicht nebeneinander, sondern in Geldrollenform liegen. Um einen gleichmäßigen Ausstrich zu erzielen, müssen Objektträger und Deckgläser absolut fettfrei sein. (Reinigen mit Alkohol und Äther.)

Die Färbung kann erfolgen:

a) Mit Löfflerschem Methylenbau:

Härten des lufttrockenen Präparats in Methylalkohol, 3 Minuten, Färben mit Löfflerschem Methylenblau durch wenige Sekunden.

Präparat muß makroskopisch hellblau aussehen, rote Blutkörperchen desgleichen. Die Granula treten als dunkle Punkte hervor.

b) Nach Methode Schwarz (modifizierte Mansonfärbung):

Lösung I:	**Lösung II:**
100 ccm H_2O	0,28 g NaOH (fest)
2 g Börsäure	100 ccm H_2O
1 g Methylenblau	

Gebrauch: Härten 3—5 Minuten in Methylalkohol. Lufttrocknen. Färben 5 Sekunden mit frisch herzustellender Mischung:

6 Tropfen Lösung I
8 Tropfen Lösung II
10 ccm Aqua dest.

Abspülen. Trocknen. (Nur abgekochtes destilliertes H_2O verwenden.)

c) Nach Methode Schmidt-Koch (Azur II Giemsa):

0,05 Azur II (Giemsa)
100 ccm H_2O.

Gebrauch: Härten 15 Minuten in absolutem Alkohol. Lufttrocknen. Färben 2 Minuten. Dreimal ganz kurz abspülen und trocknen mit Fließpapier.

Die mikroskopische Untersuchung der Präparate erfolgt mit Ölimmersion bei voller Belichtung und schärfster Einstellung jedes Gesichtsfeldes mit der Mikrometerschraube. Die Erythrocyten erscheinen als blaßgrüne, runde Scheiben, in denen die basophilen Körnchen als feinste blauschwarze, kranzförmig gestellte oder das ganze Blutkörperchen einnehmende Pünktchen oder Splitter erkennbar sind. Die Kerne der weißen Blutzellen sind dagegen kräftig blau gefärbt. Es werden mindestens 200 Gesichtsfelder durchgemustert. Wenn in 50 Gesichtsfeldern — das Gesichtsfeld zu durchschnittlich 200 Erythrocyten gerechnet — sich mehr als eine Körnchenzelle befindet (gleich 100 granulierte Erythrocyten auf 1 Million rote Blutkörperchen), so gilt der Befund als positiv, bei einem granulierten Erythrocyten in 10 Gesichtsfeldern als unbedingt beweisend.

Das Suchen der Basophilen wird wesentlich erleichtert durch das Betrachten des Blutbildes im Dunkelfeld (Wechselkondensor): Hier treten die Granula als leuchtende feine Pünktchen deutlich hervor. Man kann grob-, mittelfein- und feinpunktierte rote Blutkörperchen unterscheiden. Feinst punktierte Basophile, die nur im Dunkelfeld sichtbar sind, kommen als zahlenmäßige Bewertung nicht in Betracht.

2. Untersuchung des Harns auf Hämatoporphyrin.

Sie erfolgt zweckmäßig nach dem Verfahren von Garrod: Zu 500 ccm Harn (einschließlich des Morgenharns) sind 100 ccm 10%ige Natronlauge zu setzen. Fallen die Phosphate rötlich bis rotviolett zu Boden, so ist Hämatoporphyrin mit großer Wahrscheinlichkeit reichlich vorhanden, vorausgesetzt, daß die Guajak-Blutprobe negativ ausfällt. Das Fehlen eines rotvioletten Niederschlages schließt das Vorhandensein von Hätoporphyrin nicht aus. Die Phosphate läßt man dann in einem hohen Zylinder sich vollständig absetzen, gießt den klaren Harn ab, füllt mit Wasser auf und läßt nochmals zur Entfernung des Alkalis absetzen. Das Sediment wird auf Fließpapier filtriert und möglichst getrocknet (es ist hierzu mindestens einen halben Tag lang bei Zimmertemperatur zu halten); hierauf wird es in einer Reibeschale mit 5% Salzsäure enthaltenden absolutem Alkohol allmählich gelöst, einige Stunden stehen gelassen und alsdann durch ein Fließpapierfilter filtriert; das Filter wird mit salzsaurem Alkohol so lange ausgewaschen, bis das Filtrat 10 ccm an Menge beträgt.

Das klare Filtrat ist sodann im Spektroskop zu untersuchen, z. B. im geradsichtigen Taschenspektroskop. Sind Absorptionsstreifen im Orange und besonders im Grün sichtbar, so ist Hämatoporphyrin enthalten. Es ist hierauf mit 2% Salzsäure enthaltendem Alkohol zu verdünnen, bis die Streifen im Spektroskop verschwinden. Die zur Verdünnung erforderlich gewesene Menge hat man zu vermerken. Ist der Streifen im Grün noch bei Verdünnung von 1 zu mehr als 50 (d. h. 10 ccm ursprüngliches Filtrat + 40 ccm salzsaurer Alkohol) sichtbar geblieben, so ist Bleiwirkung anzunehmen. Die Spektroskopie soll immer in derselben mindestens 5 cm langen Glaskammer vorgenommen werden.

Literatur.

Legge-Goadby-Teleky: „Bleivergiftung und Bleiaufnahme". Berlin: Julius Springer 1921.

Schmidt-Seiser-Litzner: „Bleivergiftung". Berlin: Urban & Schwarzenberg 1929.

Froboese: „Über die quantitative Bestimmung des Porphyrins im Harn, mit besonderer Berücksichtigung gewerbehygienischer Untersuchungen" (Arbeiten aus dem Reichsgesundheitsamt 1926, Bd. 57).

Ferner:

„Die Ausdehnung der Unfallversicherung auf Berufskrankheiten", Arbeit und Gesundheit, Schriftenreihe zum Reichsarbeitsblatt, herausgegeben von Prof. Dr. Martineck. Berlin: Hobbing 1929.

Gottstein-Schloßmann-Teleky: „Handbuch der sozialen Hygiene und Gesundheitsfürsorge", Bd. 2. Berlin: Julius Springer 1926.

Flury-Zangger: „Lehrbuch der Toxikologie". Berlin: Julius Springer 1928.

Lehmann: „Arbeits- und Gewerbehygiene". Leipzig: Hirzel 1919.

Löwy: „Die Klinik der Berufskrankheiten". Wien: Haim & Co. 1924.

Starkenstein-Rost-Pohl: „Toxikologie". Berlin: Urban & Schwarzenberg 1929.

Leymann: „Arbeiterschutz-Vorschriften im Deutschen Reich". Berlin: Hobbing 1927.

E. Pfeil-Leunawerke.

Erkrankungen durch Phosphor.

Praktisch giftig ist nur der weiße (gelbe) Phosphor. Er verdampft an der Luft. Die Dämpfe bestehen aus 20—25 vH. Phosphor, 5—10 vH. phosphorige Säure und 70—78 vH. Phosphorsäure.

Gewonnen wird der Phosphor aus einem Gemenge von Kalziumphosphat, Sand und Kohle, das im elektrischen Ofen geglüht wird:

$$2\,Ca(PO_3)_2 + 2\,SiO_2 + 10\,C = 2\,CaSiO_3 + 10\,CO + 4\,P.$$

Der Rohphosphor wird durch Destillation gereinigt, unter Wasser geschmolzen und erstarrt dann. Durch Erhitzen auf 240—250° bei Luftabschluß entsteht der amorphe rote Phosphor, der keinen gelben Phosphor enthält und ungiftig ist.

Betriebe, in denen die Arbeitnehmer regelmäßig der Einwirkung von gelbem Phosphor ausgesetzt sein können, sind die chemischen Betriebe zu seiner Herstellung, Betriebe, in denen Phosphorbronze, und solche, in denen Zündhütchen, Zündstreifen, Zündhölzer hergestellt werden, soweit die Verwendung von weißem Phosphor dabei gestattet ist (in Deutschland verboten).

Der Phosphor gelangt als Phosphordämpfe bei der Arbeit in den menschlichen Organismus. Er übt eine schädliche Wirkung auf das Knochensystem aus, und zwar in erster Linie an den Stellen, die einen locus minoris resistentiae darstellen. Am charakteristischsten ist die Kiefererkrankung, die Kiefernekrose, der gegenüber die Erkrankung der übrigen Knochen (Extremitäten) fast vollständig verschwindet. Lange Darreichung kleinster Phosphormengen beeinflußt, wie Versuche ergaben, die Knochenbildung, indem die Knochensubstanz hypertrophiert, während das Knochenmark entsprechend schwindet. Dabei verknöchern frühzeitig die Epi- und Diaphysen. Daneben geht eine Änderung der chemischen Konstitution der Knochensubstanz einher, die sich besonders in einer Herabsetzung der Elastizität zeigt. Der Knochen wird leichter brüchig. Er verliert seine natürlichen Schutzeigenschaften gegen eindringende Schädlichkeiten, besonders gegen infektiöse. Im Anschluß an kariöse Zähne oder Zahnfleischentzündung oder kleinste Schleimhautwunden finden daher Bakterien Eingang in den durch Phosphor veränderten Knochen; es bildet sich eine Periostitis aus, welche schließlich zu Knochennekrose und Abstoßung eines mehr oder minder großen Sequesters führt.

Krankheitsbild: Äußerst heftige, in den ganzen Körper ausstrahlende, stechende, zuckende Schmerzen, fast ausnahmslos von einem kariösen Zahn ausgehend, bilden den Beginn. Der befallene Zahn lockert sich durch einen Abszeß; auch wenn der Zahn frühzeitig gezogen wird, kommt es zu einem periostalen Abszeß; die Knochensubstanz wird schnell ergriffen und der Prozeß schreitet unaufhaltsam in die Breite und Tiefe. Auch die gesunden Zähne des erkrankten Knochens fallen aus, die Weichteile der Wange werden bretthart infiltriert unter äußerst heftigen Schmerzen. In vernachlässigten Fällen kommt es zu ausgedehnten Fistel- und Abszeßbildungen; große Teile des Kiefers können sich abstoßen. Es kann zu großen verstümmelnden Knochenzerstörungen, selbst zum Verlust des ganzen Unter- bzw. Oberkiefers kommen. Im Anschluß hieran kann eitrige Meningitis mit letalem Ausgang auftreten. Sekundär stellen sich Magen-Darmstörungen und allgemeiner Kräfteverfall ein. In seltenen Fällen wurde auch an Extremitätenknochen Periostitis und Frakturen beobachtet.

Daher werden zweckmäßig nur Arbeiter eingestellt oder weiter beschäftigt, welche völlig gesunde Zähne und keinen Ansatz von Zahnstein haben, der auf der Rückseite der Schneidezähne leicht übersehen wird. Die Eiterung der Alveolen setzt gerade an diesen Zähnen besonders leicht ein.

Diagnose: Die Kiefernekrose bei einem Phosphorarbeiter sichert die Diagnose, aber die Alveolareiterung macht sie schon sehr wahrscheinlich und erfordert die Ausschließung des Arbeiters aus dem Phosphorbetrieb.

Anzeigepflicht: Meldepflichtig ist daher bei jedem Phosphorarbeiter 1. die Kiefernekrose, 2. andere Knocheneiterungen.

Sanitätsrat Dr. med. **Bachfeld**-Offenbach a. M.
Dr. **Michaelis**-Bitterfeld.

Erkrankungen durch Quecksilber und seine Verbindungen.

Quecksilber ist ein silberweißes, flüssiges Metall, das ebenso wie seine Salze häufig in der Industrie angewandt wird und dabei Gelegenheit zu Vergiftungen geben kann. (Unfälle und gewerbliche Erkrankungen.)

Vorkommen: Metallisches Quecksilber kommt vor in Quecksilberbergwerken, besonders Quecksilberhütten (Verarbeitung des Stupp), in Hutfilzfabriken und Haarschneidereien (quecksilberhaltige Beize), in Thermometer- und Barometerfabriken (teilweise Heimarbeit), in Feuervergoldereien, bei Amalgamierungsprozessen, bei der Glühbirnenherstellung (Quecksilbervakuumpumpe), in Quecksilberspiegelbeleganstalten, soweit solche noch bestehen und in der chemischen Industrie, auch in chemischen, physikalischen und zahnärztlichen Laboratorien.

Als Quecksilberverbindung kommt hauptsächlich das Sublimat in Betracht, als Desinfektionsmittel, als Mittel zur Schädlingsbekämpfung und als Beizmittel; ferner das Quecksilbernitrat als Beizmittel, sowie die Herstellung und Verwendung von Knallquecksilber in der Munitionsindustrie.

Aufnahme: Da metallisches Quecksilber bei jeder Temperatur verdampft, wird es durch die Lungen aufgenommen; ferner durch die unverletzte Haut und durch die Verdauungsorgane (beschmutzte Finger und Nahrungsmittel, sowie durch Herunterschlucken von im Nasen-Rachenraum kondensierten Quecksilberteilchen).

Aufnahme von Quecksilberverbindungen geschieht hauptsächlich durch Einatmen und Verschlucken von Staub und Schmutz; auch durch die Haut können Quecksilberverbindungen aufgenommen werden.

Ausscheidung: Das Quecksilber wird durch den Magen-Darmkanal, die Nieren, sowie Speichel- und Schweißdrüsen ausgeschieden. Da Quecksilber infolge sehr langsamer Ausscheidung im Körper aufgespeichert wird, so kann selbst bei Aufnahme sehr kleiner Mengen eine kumulierende Wirkung eintreten.

Symptome: Die Symptome der Quecksilbervergiftung sind verschieden, je nach dem Tempo der Quecksilberaufnahme in den Körper.

Bei der akuten und subakuten Vergiftung — Aufnahme von größeren Mengen in schnellem Tempo — treten Reizungen und Entzündungen im Magen-Darmkanal auf: Ptyalismus, Gingivitis, Stomatitis, Erbrechen, Darmschmerzen, Durchfälle (Dysenteria mercurialis — Nothnagel); ferner Nierenerkrankungen.

Bei der chronischen Vergiftung — Aufnahme von kleinen und kleinsten Mengen in langer Zeit — zeigen sich hauptsächlich Erscheinungen von seiten des Zentralnervensystems, zu Beginn meist unter Fehlen der bei der akuten Vergiftung aufgezählten Erscheinungen. Die nervösen Symptome beginnen in der Regel unter dem Bilde einer Neurasthenie, Schläfrigkeit, Müdigkeit, Unlust zur Arbeit, zunehmende Vergeßlichkeit, mangelnde Konzentrationskraft, oft verbunden mit rezidivierendem Nasen-Rachenkatarrh, Kopfschmerz und Zahnfleischblutungen. Später fällt ein scheues Wesen auf, bei leichter Erregbarkeit (Erethismus), dann tritt grobschlägiger Tremor der oberen Gliedmaßen auf, der weiter auf den Kopf, schließlich auf den Rumpf und die unteren Gliedmaßen übergehen kann; dadurch zunehmende Erschöpfung, die eventuell den Tod zur Folge haben kann.

Für die gewerbliche Quecksilbervergiftung kommt hauptsächlich die chronische Vergiftung in Frage; die Anzeigepflicht besteht für den Arzt bei Vorhandensein der genannten nervösen Symptome, falls keine andere Ursache hierfür festgestellt werden kann; sowie bei dem typischen Bild der Quecksilbervergiftung.

Differentialdiagnose: Für die Differentialdiagnose zwischen Tremor mercurialis und anderen Krankheitszuständen, die mit Zittern einhergehen, kommt folgendes in Betracht: der Tremor mercurialis ist ein typischer grobschlägiger Intensionstremor, der wellenförmig verläuft, er beginnt schwach, steigert sich im Verlauf von etwa einer Minute und flacht dann wieder ab (typische zitterige Schrift). Zuweilen findet sich dabei auch ein Spasmus der Muskulatur wie bei der Parkinsonschen Erkrankung.

Der Tremor senilis besteht auch in der Ruhe (kein Intensionstremor); er ist ebenfalls grobschlägig.

Der Tremor alkoholicus (auch Nikotinmißbrauch) und saturninus ist ein feinschlägiges Zittern, kein Intensionszittern; bei Tremor alkoholicus gleichzeitig fibrilläre Zuckungen in der Zungenmuskulatur.

Beim Zittern infolge anderer organischer Nervenerkrankungen, z. B. multipler Sklerose, sind meist auch andere Nervenschädigungen nachweisbar; bei Parkinsonismus ist das Zittern im Beginn meist einseitig, ohne ausgesprochenen Intensionscharakter.

Die Quecksilberstomatitis läßt sich von den bei Arbeitern häufig vorkommenden Stomatitisformen anderer Ursache (meist infolge ungenügender Mund- und Zahnpflege) durch den wohl immer mit ihr verbundenen Ptyalismus unterscheiden.

Die Differentialdiagnose zwischen den durch Quecksilber und den durch andere Schädigungen verursachten Erkrankungen des Verdauungskanals ist oft sehr schwer und kann oft nur aus dem Quecksilbernachweis gestellt werden, der bei zweifelhaften Fällen nach den in neuerer Zeit ausgearbeiteten empfindlichen Methoden stets versucht werden sollte.

Maßnahmen zur Verhütung der Quecksilbervergiftung: Um das Entstehen, Wiederentstehen oder Verschlimmern von gewerblichen Quecksilbererkrankungen zu vermeiden, kommen folgende Maßnahmen in Betracht: Jugendliche Arbeiter und Frauen, die erfahrungsgemäß weniger widerstandsfähig sind, sollen möglichst nicht dauernd mit Quecksilber beschäftigt werden. Blutarme, schwächliche, nerven- und nierenkranke Arbeiter, Trinker und solche Personen, die häufig an Magen-Darmkatarrhen und Mundentzündungen infolge schlechter Zähne leiden, sind nicht in Quecksilberbetrieben zu verwenden.

Sehr wichtig ist die Beachtung der individuellen Disposition und Widerstandskraft bei Arbeiten mit Quecksilber. Zeigt ein Arbeiter bei Arbeiten, die von seinen Mitarbeitern anstandslos vertragen werden, nach kürzerer Zeit Vergiftungserscheinungen, wenn auch leichter Art, so ist er für Quecksilberbetriebe ungeeignet. Bei der medikamentösen Quecksilberbehandlung der Lues hat wohl jeder Arzt erlebt, daß sonst gesunde, kräftige Patienten auch auf kleine therapeutische Dosen jedesmal mit schweren Vergiftungserscheinungen reagieren, die eine weitere Quecksilberbehandlung unmöglich machten. Diese Überempfindlichkeit beruht vielleicht auf einer individuell geringeren Ausscheidungsfähigkeit des Organismus für das Gift, wodurch die Neigung des Quecksilbers im Körper aufgespeichert zu werden noch vergrößert wird.

Erkrankte mit Magen-Darmstörungen, leichterem Tremor, müssen wenigstens für die Dauer der Erkrankung aus dem Betrieb entfernt werden; bei schweren nervösen Symptomen oder schwerem Tremor ist dauernder Ausschluß von der Quecksilberarbeit angebracht.

Um der Gefahr der Kumulation des Quecksilbers im Körper nach Möglichkeit zu begegnen, ist zeitweiliger Wechsel der Arbeiterschaft von gefährdeteren Stellen an weniger gefährdete anzustreben.

Prognose: Bei den leichten Erkrankungen ist die Prognose günstig; sie pflegen einige Zeit nach Aussetzen der Arbeit folgenlos abzuheilen. Bei den schweren Fällen von Tremor ist die Prognose quoad restitutionem fraglich, bei älteren Leuten ungünstig.

Dr. **Bodong**-Höchst a. M.

Erkrankungen durch Arsen oder seine Verbindungen.

Akute Vergiftung mit Arsen und seinen Verbindungen, besonders dem Arsenik = Arsenigsäureanhydrit As_2O_3, kommt bei der Arbeit fast niemals vor. Dagegen kann der Staub und der Dampf chronische Vergiftung machen bei der Aufbereitung von arsenhaltigen Erzen (Bergwerke und Hütten, chemische Fabriken) und bei der industriellen Verwendung des Arsenik, z. B. Herstellung von Farben, Konservierungsmitteln, in Glasfabriken beim Läutern des Glases, in Gerbereien als Enthaarungsmittel, in Buntdruckereien.

Symptome der chronischen Arsenikvergiftung:

1. Auf der Haut: Bläschen und Pustelausschlag, besonders auch an den Genitalien, — bei vorgeschrittener Vergiftung und allgemeiner Ernährungsstörung fallen Haare und Nägel aus, die Gesichtshaut ist dann blaßgrau, die Ausschläge werden geschwürig. Die Haut der Handflächen und Fußsohlen wird rauh, abschilfernd, verdickt.

2. Auf den Schleimhäuten: Augenbindehautkatarrh, Trockenheit in der Nase und im Rachen mit brennendem und kratzendem Gefühl, Schwellung und Rötung der Mundschleimhaut mit leicht blutendem Zahnfleisch und oberflächlichen Geschwüren im Rachen.

3. Verdauungsstörung: Appetitlosigkeit, Magendruck, Erbrechen, Durchfälle — allgemeine Abmagerung und Schwäche.

4. Nervenschmerzen mit Muskelschwäche bis zur Lähmung, mehr in den Streckmuskeln als in den Beugemuskeln (Neuritis).

Meldepflichtig: Hautausschläge mit Bindehautkatarrh, Gefühlsstörungen und Lähmungen. Blutarmut und Verdauungsstörungen nur dann, wenn andere Ursachen dem Arzt ausgeschlossen erscheinen.

Sanitätsrat Dr. med. **Bachfeld**-Offenbach a. M.

Erkrankungen durch Verbindungen des Mangans.

Mangan ist ein sehr hartes, schwer schmelzbares (1245°), grauweißes Metall, das sich bei einer nur wenig über dem Schmelzpunkt liegenden Temperatur verflüchtigt.

Vorkommen. Gediegen nur in Meteoriten. In der Natur weit verbreitet, gewonnen wird es in Erzlagerstätten, z. B. in Thüringen, im Kaukasus, in der Türkei, in Marokko, in Brasilien, in Java, in Japan in Neuseeland (Braunstein MnO_2, Pyrolusit MnO_2, kristallisiert, Hausmannit Mn_3O_4, Manganit $Mn_2O_3 . 2H_2O$ usw.).

Mangan ist ein normaler Bestandteil des menschlichen und tierischen Körpers und wird auch in den Pflanzen regelmäßig gefunden.

Gewerbliche Manganvergiftungen sind hauptsächlich in Braunsteinmühlen und beim Schmelzen von Mangan beobachtet, können aber auch in anderen Betrieben, wo Braunstein Verwendung findet, z. B. bei der Chlorfabrikation, bei der Herstellung von übermangansaurem Kali vorkommen.

Aufnahme. Mangan wird als Braunsteinstaub oder in Form feinst verteilten Staubes, der beim Manganschmelzen sich bildet, durch den Verdauungskanal und die Atemwege aufgenommen. Von den Atemwegen aus kann das Mangan direkt resorbiert werden oder wieder ausgehustet in den Verdauungskanal gelangen. Im Magen wird das Mangan in Manganchlorid umgewandelt und als solches resorbiert. Die verschiedenen Manganerze lösen sich verschieden leicht in Salzsäure; dies kann für die Aufnahme von Mangan in die Körperorgane von Bedeutung sein.

Nach Tierversuchen werden die Manganverbindungen in den Kreislauf aufgenommen, und erzeugen dort in den meisten Fällen eine geringe, sehr vorübergehende Steigerung des Mangangehaltes. Intravenös injizierte Manganverbindungen fanden sich im Tierversuch zu 90 vH in Lunge, Leber und Milz. Im Blut war nach 18 Minuten meist kein erhöhter Mangangehalt nachweisbar.

Ausscheidung. Erfolgt durch die Galle, durch die Schleimhaut des Verdauungstraktus, also im Stuhl, und in geringer Menge durch die Nieren.

Die **Disposition** an Manganvergiftung zu erkranken, ist im allgemeinen recht gering, Mangan scheint nur auf Leute einzuwirken, die gegen dieses Metall eine gewisse Überempfindlichkeit haben. Ob Alkoholgenuß die Disposition zur Manganvergiftung steigert, ist nicht unwahrscheinlich, aber noch nicht sicher erwiesen.

Als kürzeste Zeit von Beginn der Manganeinwirkung bis zum Ausbruch der ersten Symptome einer Manganerkrankung kommt eine etwa 3monatige Arbeit in manganstaubhaltiger Luft in Frage. Ausgesprochene Krankheitssymptome können sich innerhalb $1^1/_2$ Monaten nach Eintritt der ersten Symptome entwickeln.

Pathologisch-anatomische Befunde frischer Manganvergiftungen liegen nicht vor. Bei einem später an Lungenentzündung Verstorbenen waren keine makroskopisch nachweisbaren Veränderungen im Gehirn oder Rückenmark festzustellen.

Mikroskopisch zeigten sich die Längsfasern im Pons degeneriert. In Tierversuchen an Affen fanden sich deutliche Veränderungen in Corpus striatum und Globus pallidus, bei Kaninchen diffuse Veränderungen des Zentralnervensystems mit Entzündungsherden im Corpus striatum in der Hirnrinde, im Ammonshorn und vorderen Vierhügeln.

Die **Symptome** der Manganvergiftung sind recht charakteristisch, sie ähneln in auffälliger Weise den Symptomen des Parkinsonismus (Paralysis agitans) der Wilsonschen Krankheit (Degeneration des Linsenkernes) und der nach Grippe auftretenden Enzephalitis.

Mattigkeit und Schlafsucht, starrer maskenartiger Gesichtsausdruck, leise, unsichere, monotone Stimme, undeutliche Artikulation. Vereinzelt kommt Stottern vor, bei früher ganz normaler Sprache. Tremor wird nicht immer, aber sehr häufig beobachtet. Er tritt verschieden auf von feinschlägigem Tremor der Hände bis zu grobschlägigen rhythmischen Bewegungen der Arme, Beine, des Körpers und des Kopfes. Grobschlägiger Tremor tritt besonders leicht bei etwas gespannter Haltung auf. Die Handschrift ist in manchen Fällen charakteristisch verändert. Die Buchstaben werden infolge zunehmender Muskelspannung fortlaufend kleiner, bis das Schreiben zeitweise völlig unmöglich wird. Infolge der Muskelspannungen im ganzen Körper bekommt dieser einen steifen Habitus. Krämpfe in den Waden treten hauptsächlich nachts und besonders nach Anstrengungen am Tage auf. Der Gang wird schwerfällig, breitbeinig, um Propulsion zu vermeiden. Das Gehen auf den Metatarsophalangealgelenken ist besonders typisch. Bei Rückwärtsgehen tritt Retropulsion ein. Beim Treppenabwärtssteigen nimmt der Kranke zwei oder drei Stufen auf einmal.

Die Sehnenreflexe sind mitunter leicht erhöht. Fuß- und Kniescheibenklonus besteht. Die psychischen Funktionen bleiben häufig intakt, aber bisweilen tritt unmotiviertes Zwangslachen und Zwangsweinen auf, auch kommen leichte Erregungszustände und Intelligenzstörungen bis zur Verblödung vor.

Die **Prognose** bei ausgesprochener Manganvergiftung ist quoad sanationem durchaus ungünstig, dauerndes Krüppeltum ist die Folge. Gelingt es, die Leute frühzeitig, ehe schwere Anzeichen der Vergiftung sich bemerkbar machen, aus dem Betrieb zu entfernen, so kann spontan Heilung eintreten.

Behandlung. Bisher rein symptomatisch, Thiosulfat, das sich bei verschiedenen Metallvergiftungen bewährt hat, ist jedenfalls zu versuchen, insbesondere auch bei den Leuten, die wegen beginnender Krankheitszeichen aus dem Betrieb entfernt wurden, damit etwaige Mangandepots aus dem Körper leichter zur Ausscheidung gebracht werden.

Die Maßnahmen zur Verhütung der Manganvergiftung sind in erster Linie technischer Art, unterstützt durch regelmäßige ärztliche Überwachung. Die Hauptmaßnahme besteht in der Staubverhütung. Alle Prozesse des Mahlens, Umfüllens, Einpackens, Schmelzens usw. sollten ohne Staubabgabe an die Luft der Arbeitsräume gestaltet werden. Da dies erfahrungsgemäß technisch nicht erfolgreich durchführbar ist, müssen sich die Arbeiter daran gewöhnen, wirksame Atemschützer zu tragen. Die Fabrikleitung hat peinlichst darauf zu achten, daß die Atemschützer gut verpaßt, gut instand gehalten und auch von den Arbeitern wirklich angelegt werden. Besondere Arbeitskleidung und nach Beendigung der Arbeit ein tägliches Reinigungsbad mit sorgfältiger Reinigung des Unternagelraums von Manganstaub ist erforderlich.

Die ärztliche Überwachung sollte mindestens monatlich einmal erfolgen, dabei wäre das Körpergewicht festzustellen, Bizeps- und Kniesehnenreflexe, Fuß- und Kniescheibenklonus zu prüfen, auf Zittern zu achten, auf Propulsion, Retropulsion und Gang, Haltung zu untersuchen. Während der Untersuchung wird der Gesichtsausdruck, die Sprache und etwaiger Speichelfluß beobachtet. Leute mit den geringsten auffälligen Symptomen sind von den Arbeiten, bei denen sie mit Mangan in Berührung kommen, auszuschließen.

Wünschenswert wären Blutuntersuchungen (Blutkörperchenzahl, Blutfarbstoffgehalt, leukozytäres Blutbild), die sich im Tierexperiment als wertvoll erwiesen haben. Auch bei Manganarbeitern sind bereits Blutuntersuchungen ausgeführt. Leute mit abnorm hohen oder abnorm niedrigen Werten wären sehr genau in kürzeren Zwischenräumen zu untersuchen und gegebenenfalls von der Manganarbeit auszuschließen.

Begutachtung. Ausgesprochene Folgen von Manganvergiftung beeinträchtigen die Erwerbsfähigkeit vollkommen. Je nach Schwere der Symptome bedürfen Manganinvalide sogar fremder Pflege und Wartung. In einem weniger schweren Zustand stationär bleibende Invalide sind entsprechend ihrem Invaliditätsgrade einzuschätzen. Bei den meisten Manganvergifteten wird eine Änderung ihres Invaliditätszustandes nicht eintreten. Immerhin empfiehlt es sich, die Kranken jährlich einmal kurz nachbegutachten zu lassen.

Prof. Dr. L. **Schwarz**-Hamburg. Hygienisches Staatsinstitut.

Erkrankungen durch Benzol oder seine Homologe.

Benzol ist der einfachste Kohlenwasserstoff mit ringförmig gebundenen Atomkomplexen, d. h. er besteht aus sechs vierwertigen Kohlenstoff- und sechs einwertigen Wasserstoffatomen, die derart miteinander verbunden sind, daß die sechs Kohlenstoffatome einen Ring bilden, in dem jedes derselben mit zwei Wertigkeiten mit dem einen der benachbarten Kohlenstoffatome, mit einer Wertigkeit mit dem anderen Kohlenstoffnachbar und mit einer Wertigkeit mit einem Wasserstoffatom verbunden ist.

```
          H
          |
          C
        //  \
    H—C      C—H
       |      ||
    H—C      C—H
        \\  /
          C
          |
          H
```

Von Benzol leiten sich eine große Anzahl der verschiedensten chemischen, in der Industrie verwendbaren Körper ab, die man als Benzolderivate oder auch Verbindungen der aromatischen Reihe bezeichnet.

Benzol wird aus Steinkohlenteer durch Destillation gewonnen, und zwar aus der ersten Fraktion, dem sogenannten Leichtöl. Destilliert man dieses, so erhält man bei etwa 90^0 Benzol, bei weiterem Destillieren Schwerbenzol oder Toluol, $C_6H_5 . CH_3$, schließlich Solventnaphtha, woraus Xylol $C_6H_4(CH_3)_2$, Mesitylen, $C_6H_3(CH_3)_3$ usw. gewonnen werden. Toluol und diese Körper bezeichnet man als die Homologe des Benzols.

Benzol und seine Homologe werden heutzutage im wesentlichen in den Kokereien aus Teer gewonnen, und als gereinigte Produkte von dort in den Handel gebracht.

Benzol und seine Homologe stellen ätherisch riechende Flüssigkeiten dar, die leicht flüchtig sind. Toluol und Xylol unterscheiden sich äußerlich von Benzol durch das etwas höhere spezifische Gewicht.

Abgesehen von den Herstellungsbetrieben können die Arbeitnehmer einer Einwirkung von Benzol oder seinen Homologen überall dort ausgesetzt sein, wo diese als Ausgangsprodukt für andere chemische Körper, oder aber als Lösungsmittel, Reinigungsmittel, Betriebsstoff usw. dienen: So in der Teerfarbenindustrie als Ausgangsprodukte für die Nitro- und

Amidoverbindungen der aromatischen Reihe, in der Kautschuk-, Montanwachs-, Knochenfett-, Linoleum-, Zelluloid-, Lackindustrie als Lösungsmittel für Harze, Fette usw., in Färbereien und Reinigungsanstalten, im Malergewerbe als Lösungsmittel für Farben (z. B. auch von Rostschutzmitteln).

Die Vergiftungen kommen teils auf Grund einmaliger stärkerer Einatmung der Dämpfe dieser Substanzen (oft in geschlossenen Aufbewahrungs- oder Umsetzungsbehältern beim Reinigen oder bei Reparaturen), also meist als Unfallfolge, oder auch durch starke Verunreinigung der Haut, also infolge Durchtritt durch dieselbe, begünstigt durch ihr gutes Fettlösungsvermögen zustande. Im letzteren Falle kann die Einwirkung eine wiederholte oder längere Zeit regelmäßig eintretende sein, also die Erkrankung als Berufskrankheit auftreten[1].

Die Wirkungsweise des Benzols und seiner Homologe auf den menschlichen Körper ist verschieden, je nach dem Eingangswege. Bei Einatmung der Dämpfe tritt eine dem Chloroform sehr ähnliche narkotische Wirkung, unter Umständen bis zum tödlichen Ausgang ein, während bei chronischer Aufnahme, also hauptsächlich durch die Haut, Degeneration des Zellprotoplasmas verschiedener Zellgruppen, insbesondere der Gefäßendothele, Schädigung der roten und weißen Blutkörperchen (Verminderung derselben), vor allem auch des Knochenmarks, in Erscheinung treten.

Die Ausscheidung von Benzol aus dem Körper erfolgt hauptsächlich durch die Ausatmungsluft.

Erkrankungserscheinungen:

1. Akute Form, in der Regel durch Gaseinatmung, ausnahmsweise durch starke Beschmutzung der Haut hervorgerufen (Betriebsunfall):

In leichten Fällen: Schwindel, Kopfschmerzen, Rauschzustand (Euphorie), leichte Benommenheit, Brech- und Hustenreiz, Rötung des Gesichts.

In schweren Fällen: Muskelzuckungen, Frostschauern ähnlich, bis zu klonischen und tonischen Krämpfen, Bewußtlosigkeit; Haut blaß, sichtbare Schleimhäute kirschrot, Blut hellrot, mikroskopisch und spektroskopisch unverändert.

In schwersten Fällen: Delirien, Tod.

2. Subakute und chronische Form, Aufnahme des Benzols durch die Haut (Berufskrankheit).

Kleine Hautblutungen, Blutungen aus den Schleimhäuten, ähnlich dem Morbus maculosus Werlhofii (der Blutfleckenkrankheit), bei Frauen vielfach aperiodische Gebärmutterblutungen. Als Folge zunehmende Anämie, Abnahme der roten und weißen Blutkörperchen, fettige Degeneration der Blutgefäße, von Herz, Leber, Nieren. Öfters tödlicher Ausgang.

---

[1] Nach Lehmann und seinen Schülern erzeugen 50 mg in 1 Liter Einatmungsluft (Versuche an Katzen) des Handelsbenzols nach 5—10 Minuten langer Einatmung Liegenbleiben, 20—30 mg in 1 Liter Einatmungsluft nach $^1/_2$—1 Stunde Einatmung den gleichen Erfolg, während 10 mg in 1 Liter Einatmungsluft $^1/_2$—1 Stunde ohne Schwankungen und 5—10 mg in 1 Liter 6 Stunden ohne nennenswerte Anzeichen ertragen werden.

Diagnose:

Akute Vergiftung: Geruch der Ausatmungsluft nach Benzol, auffallende Hellrotfärbung der sichtbaren Schleimhäute, Rauschzustand.

Subakute, chronische Form: Erscheinungen der Blutfleckenkrankheit, wenn gleichzeitig die Möglichkeit der Benzolaufnahme vorliegt.

Frühdiagnose der chronischen Form:

Bei rasch zunehmender Anämie, bei Frauen bei starken menstrualen und besonders außermenstrualen Blutungen, ferner auch bei Darmblutungen, Nasenbluten.

Um die Entstehung bzw. Wiederentstehung oder Verschlimmerung der Erkrankung zu vermeiden, werden zweckmäßig alle Persönlichkeiten, die zu Veränderungen der Gefäßorgane, besonders Brüchigkeit der Blutgefäße, neigen, solche mit starker Blutarmut, Blutdruckerhöhung, von der Arbeit mit Benzol oder seinen Homologen ausgeschlossen. Wenn die Beschäftigung von Frauen nicht vollkommen vermieden werden kann, so sind alle diejenigen mit leicht veränderlichem Blutbild (Blutarme) fernzuhalten.

Prof. Dr. **Curschmann**-Wolfen.

Erkrankungen durch Nitro- oder Amidoverbindungen der aromatischen Reihe.

Unter Verbindungen der aromatischen Reihe versteht man die organischen Kohlenwasserstoffe mit ringförmig gebundenen Atomkomplexen (im Gegensatz zu denjenigen mit geraden Kohlenstoffketten, Methanderivate), deren einfachsten das Benzol (C_6H_6) darstellt. Sie werden auch als Benzolderivate bezeichnet. Der Name aromatische Verbindungen wurde ihnen beigelegt, weil die ersten genauer untersuchten Benzolderivate aus angenehm, aromatisch riechenden Substanzen, wie z. B. Benzoesäure, gewonnen wurden. Ihre Ausgangsprodukte werden sämtlich aus dem Steinkohlenteer gewonnen. Zu den Verbindungen der aromatischen Reihe gehören nicht nur Benzol (s. Abschnitt Erkrankungen durch Benzol und seine Homologe) und seine Homologe, wie Toluol, Xylol, Mesitylen, sondern auch die Halogenverbindungen derselben, wie Chlorbenzol, $C_6H_5.Cl$, Chlortoluol, $C_6H_4.CH_3.Cl$ u. a. Außerdem sind als solche die Phenole, Verbindungen, in denen ein Wasserstoffatom des Benzolkerns durch die Hydroxylgruppe OH ersetzt ist, zu nennen. Diese werden aus der zweiten Fraktion der Teerdestillation, dem Mittelöl, gewonnen. Der bekannteste dieser Körper ist die als Desinfektionsmittel verbreitete Karbolsäure, Phenol $C_6H_5.OH$. Ebenfalls aus dem Mittelöl gewinnt man Naphthalin, das man sich aus zwei direkt aneinanderhängenden Benzolkernen bestehend denken kann,

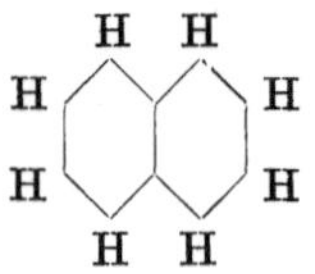

H H
H H
H H
H H

$C_{10}H_8$, nebst seinen Derivaten.

Aus den höher siedenden Teilen des Teers, dem Anthrazenöl, scheidet man das Anthrazen, aus drei nebeneinanderstehenden Benzolkernen denkbar

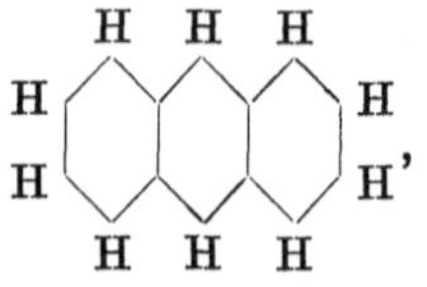

H H H
H H
H H',
H H H

$C_{14}H_{10}$, ab.

Unter Nitroverbindungen der aromatischen Reihe versteht man solche, in denen (auf Einwirkung von Salpetersäure zurückzuführen)

ein oder mehrere Wasserstoffatome durch den Rest NO_2, die Nitrogruppe, ersetzt sind. Es gibt Mono-, Bi-, Trinitroverbindungen usw., je nach der Zahl der in der Verbindung enthaltenen Nitrogruppen. Als die meist gebräuchlichen kommen Mono- und Binitrobenzol, $C_6H_5.NO_2$, $C_6H_4(NO_2)_2$, Nitrochlorbenzol $C_6H_4.NO_2Cl$ (besonders in der Paraverbindung schädlich), Nitrotoluol $C_6H_4.CH_3.NO_2$, Dinitrotoluol $C_6H_3.CH_3.(NO_2)_2$, Trinitrotoluol, $C_6H_2.CH_3.(NO_2)_3$, alle drei Sprengstoffe, außerdem aber Nitrophenol, $C_6H_4.OH.NO_2$, Trinitrophenol oder Pikrinsäure, $C_6H_2.OH.(NO_2)_3$, Nitronaphthalin, $C_{10}H_7.NO_2$, und andere in Betracht.

Die Amidoverbindungen der aromatischen Reihe sind solche, bei denen ein oder mehrere Wasserstoffatome (meist durch Reduktion aus Nitrokörpern gewonnen) durch die Amidogruppe NH_2 ersetzt sind. Wie die aromatischen Nitrokörper durch ihre leichte Reduzierbarkeit der Nitrogruppe und den dadurch außerordentlich leichten Übergang zu den Amidoderivaten besonders wertvoll sind, so zeichnen sich diese letzteren durch ihre große und verschiedenartige Verwertbarkeit zum Aufbau anderer chemischer Körper, z. B. der für die Farbenherstellung sehr wichtigen Azoverbindungen, aus. Der einfachste Amidokörper ist das Anilin, Amidobenzol, $C_6H_5.NH_2$. Ferner sind als häufig verwandt zu nennen Toluidin $C_6H_4.CH_3NH_2$, Nitranilin $C_6H_4.NH_2.NO_2$, Phenylendiamin $C_6H_4.(NH_2)_2$, Toluylendiamin $C_6H_3.CH_3(NH_2)_2$, Benzidin, eine Art Doppelanilin, $NH_2-C_6H_4-C_6H_4-NH_2$, Tolidin $NH_2.CH_3.C_6H_3.C_6H_3.CH_3.NH_2$, Dianisidin $NH_2-OCH_3-C_6H_3-C_6H_3-OCH_3-NH_2$, Naphthylamin $C_{10}H_7.NH_2$ u. ä.

Alle diese Verbindungen sind im wesentlichen Zwischenprodukte zur Teerfarbenherstellung, für die Sprengstoffabrikation, teilweise schon selbst Sprengstoffe, in der pharmazeutischen Industrie, zur Gewinnung von photographischen Produkten, gelegentlich auch für die Kautschukindustrie.

Es bestehen in ihrer Schädlichkeit für den menschlichen Körper große Verschiedenheiten derart, daß einzelne, z. B. Toluol und seine Nitroverbindungen, ebenso wie Pikrinsäure, auch die Xylole, praktisch ungiftig, bei den übrigen sowohl in der Art ihrer Einwirkung auf den menschlichen Körper, als auch im Grade der Giftigkeit große Unterschiede erkennbar sind. Selbst Substanzen gleicher Zusammensetzung, aber verschiedener Konstitution (isomere Verbindungen), bei denen die Substitution zwar der gleichen Zahl von Wasserstoffatomen, aber an verschiedenen Stellen des Benzolkerns durch die gleichen Gruppen erfolgt ist, unterscheiden sich nach dieser Richtung wesentlich. Paraverbindungen sind häufig giftiger als Ortho- oder Metaverbindungen. Zahlen über die Giftigkeit oder tödliche Dosis dieser Verbindungen anzugeben, ist äußerst schwierig, zumal die individuelle Disposition des Einzelnen dabei eine wesentliche Rolle spielt. Lehmann und seine Schüler haben eine Giftigkeitstabelle auf Grund von Untersuchungen an Katzen aufgestellt, in der für Nitrobenzol angeführt ist, daß 6 Stunden ohne wesentliche Symptome und ohne Angewöhnung 0,5 mg in 1 Liter Einatmungsluft ertragen werden. Für Anilin ist gesagt, daß etwa 2 mg im Liter Einatmungsluft, $^1/_2$—1 Stunde lang eingeatmet, sofort oder später krankheitserregend, ja sogar tödlich wirken, 0,6 mg, die gleiche Zeit eingeatmet, ohne Folgen bleiben, während 0,2—0,3 mg 6 Stunden lang, ohne daß Krankheitserscheinungen eintreten, eingeatmet werden können.

Als Betriebe, in denen die Versicherten regelmäßig der Einwirkung von Nitro- und Amidoverbindungen der aromatischen Reihe ausgesetzt sein können, kommen vor allem die folgenden in Betracht: Chemische Fabriken, in denen die betreffenden Körper hergestellt und verarbeitet werden, insbesondere Teerfarbenfabriken, Sprengstoffabriken, Munitionsfüll- und -entladestellen, Parfümeriefabriken, Seifenfabriken, Schuhfettfabriken, pharmazeutische Betriebe, Riechstoffbetriebe, Betriebe zur Herstellung photographischer Produkte, gelegentlich Färbereien, Betriebe der Kautschukindustrie, Imprägnieranstalten und alle Betriebe in denen sonst derartige Produkte verwandt oder weiter verarbeitet werden.

Die Wirkungsweise der Nitro- und Amidoverbindungen im menschlichen Körper ist, abgesehen von Sonderwirkungen, die einzelnen dieser Verbindungen zukommen, im großen und ganzen die gleiche. Da aber die einwirkenden Stoffe sich chemisch stark voneinander unterscheiden, und sie infolgedessen, um die gleiche Endwirkung im Körper, die von den gleichen Abbauprodukten ausgeht, erzeugen zu können, einen verschiedenen Abbau im Körper durchmachen müssen, um zu diesen zu gelangen, sind die Krankheitserscheinungen demzufolge auch teilweise stark voneinander abweichende. Daraus ergeben sich vor allen Dingen zwei verschiedene Typen von Krankheitsbildern, nämlich eines, das den Nitrokörpern und eines, das im wesentlichen den Amidokörpern zukommt. Auf die Spezialeinwirkungen, die nur der einen der beiden Gruppen oder überhaupt nur einzelnen Körpern derselben eigen sind, muß später noch besonders hingewiesen werden.

Die den beiden Gruppen gemeinschaftliche Wirkung ist die auf den Blutfarbstoff, der in Methämoglobin umgewandelt wird. Die meisten der gewerblich hergestellten oder verwendeten Nitro- noch Amidoverbindungen der aromatischen Reihe sind keine Methämoglobinbildner. Die Methämoglobinbildung erfolgt vielmehr in beiden Fällen durch im Körper entstehende Abbauprodukte, zweifellos gleicher Art, die ihrerseits wiederum einen weiteren Abbau im Körper durchmachen, um schließlich als nicht mehr methämoglobinbildende Produkte, auch fast gleicher Art, durch den Harn ausgeschieden zu werden.

Die Eingangspforte der beiden Gruppen, sowohl der aromatischen Nitro- wie der Amidoverbindungen in den Körper, ist in erster Linie die unverletzte, nicht erkrankte Haut; daneben werden sie in Staubform durch die Verdauungsorgane (Verschlucken von eingeatmetem Staub oder solcher Partikelchen, die sich im Bart und auf den Lippen festsetzen, besonders beim Genuß von Alkohol) und, soweit sie dampfförmig sind oder werden können, durch die Atmungsorgane in den Körper aufgenommen. Im allgemeinen ist die giftige Dosis bei der Hautaufnahme am kleinsten.

Die Ausscheidung aus dem Körper erfolgt teilweise durch die Ausatmungsluft, im wesentlichen aber durch den Harn, und zwar in Form von Amidophenol, gekuppelt mit Schwefelsäure, ebenso durch den Magen-Darmkanal.

Der Krankheitsverlauf bei Erkrankungen durch aromatische Nitrokörper ist im allgemeinen der folgende:

1. Akut entstandene Form (Betriebsunfall):

a) Subjektive Zeichen.

In leichten Fällen klagt der Kranke über allgemeines Unbehagen und Mattigkeit, Kopfschmerzen, Appetitlosigkeit, Verdauungsstörungen, Hautjucken; in schweren Fällen über Angstgefühl, Ohrensausen, Kurzatmigkeit, Parästhesien (Ameisenlaufen), Schwindelgefühl (bis zum Taumeln), Ohnmachtsgefühl, Schlaflosigkeit, Beschwerden beim Harnlassen, Herzklopfen.

b) Objektive Zeichen.

In leichten Fällen bestehen allgemeine Blässe, bläuliche Verfärbung der sichtbaren Schleimhäute, leichte Zyanose. In schweren Fällen sind ausgesprochene, oft graublaue Zyanose (manchmal auch am Rumpf), auffallende Blässe oder bisweilen gelbliche Färbung der Schleimhäute, Schweißausbruch, erschwerte Atmung, Erbrechen, Bewußtseinsstörungen (bis zum Koma), Lähmungserscheinungen, Krämpfe, fibrilläre Muskelzuckungen, beschleunigte, matte Herztätigkeit feststellbar. Das Blut ist bräunlich verfärbt, dick und zähflüssig. Methämoglobin (s. Tafel) ist dann stets nachweisbar. Nach 1—2 Tagen treten Degenerationserscheinungen an den roten Blutkörperchen auf, oft gleichzeitig mit Regenerationsformen. Im Harn lassen sich häufig, aber nicht immer, Hämatoporphyrin (Porphyrin), Hämoglobin, Methämoglobin, Gallenfarbstoffe, Eiweiß und Zylinder nachweisen.

Die Erscheinungen können selbst nach 8—12 Stunden oder noch später, nachdem der Betreffende zuletzt mit der schädigenden Substanz in Berührung gekommen war, manchmal ausgelöst durch Alkoholgenuß, auftreten.

Die Prognose ist überwiegend günstig; abgesehen von den seltenen Todesfällen erfolgt eine Wiederherstellung in der Regel auffallend rasch und vollständig.

Diagnose:

Bei bestehender Zyanose ist der Nachweis der Beschäftigung mit einem aromatischen Nitrokörper oder eines Unglücksfalles, bei dem der Körper oder die Kleider des Erkrankten stark mit einem solchen Körper beschmutzt wurden, von ausschlaggebender Bedeutung, sodann die Feststellung von Methämoglobin im Blut, ferner von Hämotoporphyrin im Harn.

2. Subakut oder chronisch entstandene Form (Berufskrankheit):

a) Subjektive Zeichen.

Der Kranke klagt über Mattigkeit, Kopfschmerzen, Verdauungsbeschwerden, insbesondere Brechreiz, schlechte Geschmacksempfindung, weiterhin über Schwindelgefühl (bis zum Taumeln), Augenflimmern, Ohnmachtsgefühl, Brustbeklemmung mit Kurzatmigkeit, Herzklopfen, manchmal auch über Druckempfindlichkeit oder Schmerzen in der Magen- und Lebergegend.

b) Objektive Zeichen.

Zu Beginn der Erkrankung zeigen sich namentlich zunehmende Anämie, eine Abnahme der Zahl der roten Blutkörperchen, ein Sinken des Hämoglobingehaltes (oft bis auf 40 oder 30 vH) und des Körpergewichtes; die Haut ist dabei trocken, schlaff und kühl. Frühzeitig schon tritt ferner, nachdem zuvor eine Gelbfärbung an den Augenschleimhäuten festzustellen war, eine ikterische Färbung der Haut auf. Diese nimmt bis zu ausgesprochener allgemeiner Gelbsucht zu, oft begleitet und verschleiert durch eine im Laufe der Erkrankung immer stärker auftretende Zyanose; infolgedessen nimmt die Haut oft eine fahlgelbe oder schmutzig gelblichgraue Farbe an. Aber selbst diese Erscheinungen werden häufig beobachtet, ohne daß erhebliche subjektive Krankheitsbeschwerden vorhanden sind.

Auf der Höhe oder bei unvorhergesehenem Ausbruch der Krankheitserscheinungen, die sich oft durch plötzliche ohnmachtsähnliche Zustände einleiten, wird das Krankheitsbild gekennzeichnet durch meist bläuliche, oft blauschwarze Verfärbung der Haut (besonders an den Ohren, Lippen und Fingerspitzen) und durch beschleunigte, matte, manchmal unregelmäßige Herztätigkeit; die Haut- und Sehnenreflexe sind erhöht, oft besteht schwere Bewußtseinstrübung, verbunden mit Erregungszuständen und Krämpfen. Im Blut, das teerartig, braunrot ist, läßt sich meist Methämoglobin nachweisen. Die Zahl der roten Blutkörperchen ist vermindert (sekundäre Anämie), zugleich finden sich deren Degenerations- und Regenerationsformen (ähnlich wie bei der perniziösen Anämie). Im Harn sind fast stets Gallenfarbstoff und Urobilin, öfters Eiweiß und Zylinder, Hämoglobin, Methämoglobin, Hämatoporphyrin (Porphyrin) vorhanden. Bei Frauen werden auffallend häufig Amenorrhöe, in seltenen Fällen starke Menstruationsblutungen bei heftigen Schmerzen beobachtet. Auf der Haut entstehen zuweilen knötchenförmige Ekzeme mit starker Rötung und Schwellung; selten sind Schleimhautgeschwüre am Penis.

In den schwersten Fällen entwickeln sich Lebererkrankungen, die meist, angekündigt durch leichte, vorübergehende Erscheinungen von Zyanose und auch Ikterus nach anfänglicher Schwellung der Leber und stark einsetzender Gelbsucht zur Verkleinerung der Leber und zum Bilde der akuten gelben Leberatrophie führen. Unter sehr stürmischen Krankheitserscheinungen dieser Art und schließlich Leberinsuffizienz verlaufen diese Formen meist tödlich. Sie scheinen Frauen häufiger als Männer zu befallen.

Die Prognose ist, ausgenommen bei den mit Leberschrumpfung einhergehenden Erkrankungen, günstig; vollständige Heilung hochgradiger Blutveränderungen ist jedoch langwierig.

Die Sektion ergibt oft wenig Besonderheiten; zuweilen werden Blutaustritte in den Organen, schlaffe, blasse Herzmuskulatur, manchmal, d. h. bei den schwersten Fällen, Leberschrumpfungen mit den Anzeichen der fettigen Degeneration (ähnlich wie bei der akuten gelben Leberatrophie), ferner Nierenveränderungen festgestellt.

Diagnose:

Sofern der Nachweis erbracht ist, daß die Einwirkung eines Nitrokörpers vorausgegangen ist, sind Erkrankungen dieser Art als festgestellt anzusehen, wenn außer Zyanose und Ikterus Methämoglobinbildung und Zerfall der roten Blutkörperchen, dadurch bedingte zunehmende Anämie, manchmal bei gleichzeitiger Abnahme der Zahl der roten Blutkörperchen, oder nach vorausgegangenen derartigen Erscheinungen Leberschrumpfung vorhanden sind.

Die Frühdiagnose der aufgeführten Formen wird beim Bestehen von Ikterus (an den Augen beginnend) und von Anämie bei erwiesener Beschäftigung mit einem Nitrokörper ermöglicht.

Ein zeitweiliger Ausschluß von der Arbeit mit Nitrokörpern ist erwünscht, wenn bei bestehender Zyanose sich Ikterus entwickelt. Er ist notwendig, beim Nachweis von Methämoglobin und bei starker Abnahme der Zahl der roten Blutkörperchen (beim Sinken des Methämoglobingehaltes auf 70 vH nach Tallquist oder auf 60 vH nach Sahli oder weniger). Der Ausschluß muß noch 8—14 Tage lang nach der völligen Beseitigung aller Bluterscheinungen aufrechterhalten werden. Bezüglich dauernden Ausschlusses von der Arbeit mit Nitrokörpern bzw. Nichtaufnahme in einem in Frage stehenden Betrieb s. S. 42.

Der Krankheitsverlauf bei Vergiftungen durch Amidokörper der aromatischen Reihe ist der folgende:

1. Akut entstandene Form (Betriebsunfall):

Zyanose, als äußerlich sichtbarer Ausdruck der Blutfarbstoffveränderung, zunächst ohne subjektive Klagen, dann Kopfschmerzen, Schwindel, Müdigkeit, leichte Erregung (Anilinpips), Schwerbeweglichkeit, Appetitmangel, Verstopfung. In schweren Fällen tiefblaue Zyanose, eventuell Blaufärbung ganzer Körperteile, Dyspnoe, jagender, stark gespannter Puls, Benommenheit, Erbrechen, starkes Durstgefühl, starke Urinsekretion, Urin wasserhell, sehr selten Strangurie, dann blutiger Urin und Entzündungserscheinungen an der Eichel. Im Urin selten Anilin, häufig Paraamidoschwefelsäure. Im Blut Abnahme der Erythrozyten und des Blutfarbstoffgehaltes, Methämoglobinbildung. Schließlich Sensibilitätsstörungen, Erlöschen der Reflexe, Koma, selten Tod.

Meist in wenigen Tagen Heilung, Rückbildung der Anämie in wenigen Wochen; völliges Fehlen von Folgeerscheinungen. Diese akut verlaufenden Fälle können auch, allerdings nur ausnahmsweise, der Ausbruch einer sich durch wiederholte Giftaufnahmen längere Zeit vorbereitenden Erkrankung sein.

Diagnose:

Zyanose, Methämoglobinbildung, Nachweis von Anilin im Mageninhalt, manchmal im Urin.

2. Chronisch entstandene Form (Berufserkrankung):

Zunehmende Anämie (unter 80 vH), Blutdruckerhöhung (über 150 RR), Pulsverlangsamung, Zyanose, allgemeine Mattigkeit, Muskelschmerzen, Appetitlosigkeit, Stuhlverstopfung, Schlaflosigkeit, Kopfschmerzen, sehr selten pustulöse Ausschläge.

Diagnose:

Anämie, blasse, leichte bläuliche Hautfarbe, manchmal Zyanose, Blutdruckerhöhung, verlangsamter Puls, Methämoglobinbildung.

Frühdiagnose:

Bei der akuten Form Zyanose, bei der chronischen Blutdruckerhöhung, bei gleichzeitiger Anämie.

Neben diesen Erkrankungserscheinungen werden auch Neubildungen (gut- und bösartige) in der Blase und in den Harnwegen unter Ausschluß von Prostatakrebs beobachtet. Diese Erkrankung tritt zweifellos erst nach mehrjähriger Beschäftigung, häufig aber auch, nachdem dieselbe schon jahrelang aufgegeben wurde, auf. Beobachtet sind Blasenkrebs (sehr selten Krebsentwicklung im Nierenbecken und Harnleitern), Papillome der Blasenschleimhaut, insbesondere rezidivierende Papillomatose, ferner Blasenblutungen infolge hämorrhagischer Zystitis, für welche eine andere Ursache nicht nachgewiesen werden kann. Als erste Erscheinungen aller Neubildungen machen sich gewöhnlich Blasenblutungen, denen Eiweiß- oder Blutausscheidungen im Urin vorausgehen, bemerkbar.

Die Diamine (Phenylendiamin, Toluylendiamin), die besondere Verwendung als Pelzfarbstoffe finden, können bei besonders dazu Disponierten (Überempfindlichen, Anaphylaxie) asthmaähnliche Anfälle nach mehrstündiger Latenzzeit hervorrufen.

Vorübergehender Ausschluß von der Arbeit mit aromatischen Amidoverbindungen ist notwendig beim Nachweis von Methämoglobin und starken Blutveränderungen; ferner beim Auftreten von Eiweiß bzw. Blut im Urin und bei allen Hauterkrankungen.

Die Gefahr, daß eine Erkrankung durch Nitro- oder Amidoverbindungen der aromatischen Reihe entstehen kann, liegt, abgesehen von den oben schon angegebenen Hinweisen, bei Persönlichkeiten vor, die an Krankheitserscheinungen der Kreislauforgane und der Harnorgane leiden, oder solchen, die auf Veränderung der Funktionen der großen Bauchdrüsen (Leber) hinweisen, oder die stark veränderte Blutbeschaffenheit oder Neigung zu Blutveränderungen aufweisen. Trinker und Geschlechtskranke sind auf die Dauer von den in Frage stehenden Arbeiten fernzuhalten. Persönlichkeiten, die eine Überempfindlichkeit gegen die Einwirkungen der aromatischen Nitro- und Amidoverbindungen zeigen, sind auf die Dauer von der Arbeit in Herstellungs- oder Verarbeitungsbetrieben derselben auszuschließen.

In Betracht kommende Untersuchungsmethoden.

1. Hämoglobinbestimmung mit der Hämoglobinskala nach Tallquist (80 vH Hämoglobin oder weniger gilt als Anämie) oder mit dem Hämo-

Tafel II.

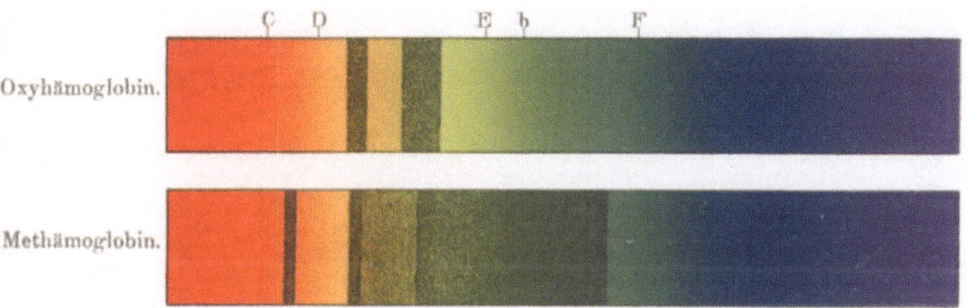

Blutspektren.

Verlag von Julius Springer in Berlin.

meter nach Sahli (bei Männern sind 80 vH, bei Frauen 70 vH Sahli normal).

2. Mikroskopische Blutuntersuchung. Das Blut wird nach Einstich in das Ohrläppchen entnommen, ohne daß Druck ausgeübt wird, sodann in dünner Schicht auf dem Objektträger ausgestrichen. Das Präparat wird, nach dem es lufttrocken geworden ist, dreimal durch die Flamme gezogen, mit frisch filtrierter, mäßig dunkelblauer, oben im Reagenzglase violett durchscheinender, warmer Methylenblaulösung gefärbt und bei mittlerer Vergrößerung besichtigt.

3. Methämoglobinnachweis (spektroskopisch). Hierzu genügt ein Taschenspektroskop. Das zu untersuchende Blut wird durch Eintropfenlassen in destilliertes Wasser nur so weit verdünnt, daß in der Blutlösung das ganze Spektrum bis auf das Rotorange ausgelöscht ist. Es wird dann ein Streifen oder Band im Orange neben der Totalabsorption erkennbar. Schwindet auf Zusatz von gelbem Schwefelammonium oder von Ammoniak der Streifen im Orange, und lagert sich bei Zusatz von Ammoniak, das die braune Blutfarbe in Rot umschlagen läßt, der Totalabsorption ein Vorschlagschatten vor, so ist das Vorhandensein von Methämoglobin erwiesen (s. Abbildung).

Vielfach gelingt es, bei direkter Spektroskopierung der vor eine Glühbirne gehaltenen, etwas angespannten Ohrmuschel den geschilderten Streifen im Orange festzustellen (s. Tafel).

Prof. Dr. **Curschmann**-Wolfen.

Erkrankungen durch Schwefelkohlenstoff.

Eigenschaften: Schwefelkohlenstoff stellt in reinem Zustande eine helle, ätherisch riechende, leicht entzündliche Flüssigkeit dar, in Wasser unlöslich, äußerst flüchtig, bei 46° siedend. Seine Dämpfe, $2^1/_2$mal so schwer wie Luft, sinken zu Boden. Je unreiner der Schwefelkohlenstoff, um so gelber seine Farbe, um so aufdringlicher sein Geruch, an faule Rettiche erinnernd. Roher Schwefelkohlenstoff zeigt Verunreinigungen von Schwefel, Schwefelwasserstoff und organischen Schwefelverbindungen.

Technische Verwendung: Sie beruht auf seiner Eigenschaft, schwer lösliche Körper wie Schwefel, Phosphor, dann Fette, Öle usw. zu lösen. In der Industrie findet er Verwendung beim Extrahieren von Fetten aus Knochen und anderen tierischen Abfällen, von Ölen, Harzen aus ölhaltigem Samen, zum Entfetten der Wolle und Häute in der Textil- und Lederfabrikation; in der Zündholzindustrie zur Separation des amorphen Phosphors; bei der Herstellung von Kunstseide nach dem Viskoseverfahren (hier wird Baumwolle oder Zellulose mit Natronlauge und Schwefelkohlenstoff gelöst und in Schwefelsäure gepreßt). Ferner Verwendung bei der Extraktion des Erzharzes aus bituminösem Ton, des Schwefels aus gewissen Gesteinen, beim Reinigen von rohem Paraffin; beim Herstellen von Schwefelkohlenstoffsalzen und Schwefelzyanverbindungen in der chemischen Industrie. Die Gasreinigungsmasse, bei der Leuchtgaserzeugung als Nebenprodukt auftretend, enthält neben Zyanverbindungen und Rhodanammonium bis 40 vH. Schwefel, der durch Schwefelkohlenstoff extrahiert und weiter verwertet wird.

Die wichtigste Verwendung ist die in der Gummiindustrie; hier dient er zum Vulkanisieren des natürlichen oder künstlichen Kautschuks. Zur Erzielung eines dehnbaren, weichen und elastischen Gummis muß dieser mit Schwefel imprägniert werden, was durch Eintauchen des fertiggewalzten Produktes in eine Schwefelkohlenstoff-Chlorschwefelmischung auf kaltem Wege oder in der Wärme unter Druck geschieht. Der mitverwandte Chlorschwefel ist praktisch ungefährlich. In derartigen Betrieben kann sich die Luft mit Schwefelkohlenstoff füllen durch Verdunstung dieses beim Aufhängen und Abtropfen und Trocknen der vulkanisierten Gegenstände. Auch die zum Imprägnieren wasserdichter Gewebe verwandten Kautschuklösungen (Kautschukfirnis) enthalten als Lösungsmittel Schwefelkohlenstoff.

Eine Vergiftungsgefahr besteht lediglich bei Verwendung des CS_2 in geschlossenen schlecht ventilierten Räumen, nicht bei Anwendung im Freien, so in der Landwirtschaft zur Vertilgung von Insekten. Der Gehalt in der Luft der Fabrikräume läßt sich nach der Jodtitrierungsmethode bestimmen.

Giftwirkung: Sie betrifft vorwiegend das Nervensystem, das sowohl zentral als auch peripher geschädigt werden kann. Die Vergiftung ist vorwiegend eine chronische, hervorgerufen durch längere oder kürzere Einatmung einer mehr oder weniger konzentrierten Schwefelkohlenstoffatmosphäre. Akute Vergiftung kann gelegentlich vorkommen, durch versehentliches oder absichtliches Verschlucken von Schwefelkohlenstoff, sie bietet das Bild der schweren narkotischen Vergiftung. Die Haut, wenn sie häufig mit Schwefelkohlenstoff benetzt wird, kann eintrocknen, zusammenschrumpfen, unter Begleitung von Parästhesien. (Es handelt sich hier um Auflösung und Schwund des Unterhautfettgewebes.) Die chronische Vergiftung durch Inhalation ist heute in modernen Betrieben eine selten vorkommende Erscheinung, da die Schädlichkeitsgrenzen (nach Lehmann 1—1,5 mg im Liter Luft) infolge günstiger Ventilationseinrichtungen und der technischen Prophylaxe kaum erreicht werden können. Die schweren unheilbaren Störungen, die man in früheren Jahren bei Gummiarbeitern beobachtet haben will, dürften der Geschichte angehören.

Schwefelkohlenstoff ist ein reines Nervengift ohne Beteiligung des Blutes. Gewebsreizende Eigenschaften, die dem Chlorschwefel in geringem Grade zukommen, fehlen dem Schwefelkohlenstoff.

Klinische Vergiftungserscheinungen pflegen oft schon nach Wochen, meist erst nach Monaten oder Jahren nach Aufnahme der Beschäftigung aufzutreten. Sie beziehen sich auf leichtere Allgemeinsymptome, wie Kopf- und Gliederschmerzen, Schwindel, dyspeptische Erscheinungen und Erbrechen, zu denen sich beim Ausbrechen der ausgesprochenen und vollendeten Vergiftung nervöse Störungen wie Erregbarkeit, Geschwätzigkeit, Lach- und Weinkrämpfe, Rauschzustand, epileptiforme Zustände hinzugesellen können. Dieses Stadium der Exzitation wird in schweren Fällen abgelöst durch das Stadium der Depression mit melancholischen Zuständen, Muskelschwäche, Atrophie, neuritischen Lähmungen, Sensibilitätsstörungen, Sehstörung und Störung der Pupillenreaktion, Taubheit und Ataxie. Übergang in ausgesprochene Psychose ist bei den heutigen Arbeitsmethoden wohl kaum noch anzunehmen.

Bei chronischer Vergiftung werden typische Prodromalerscheinungen, vor allem Schläfenkopfweh und allmähliche Steigerung dieser Kopfbeschwerden, dann Schwindel, und vor allem Sehstörungen in Form von Nebelsehen und Störungen der Sexualität, Abnahme der Libido, fast nie vermißt.

Besonders charakteristisch ist das häufige Zusammenbestehen von allgemein somatischen, nervösen und psychischen Symptomen.

Als differentiell diagnostische Merkmale hinsichtlich der nervösen Störungen sind unter anderen zu verwerten motorische Störungen an den unteren Extremitäten, Neuritiden („Gefühl der fremden Hand“) an den oberen Extremitäten mit segmentalen Sensibilitätsstörungen, leichtere organische Nervenlähmungen an den Gehirnnerven, besonders am Facialis und Hypoglossus; besonders auch Reflexstörungen, Erloschensein der Kornealreflexe, träge Pupillenreaktion, Sehstörungen, Skotome, Akkommodationsstörungen, Zeichen der retrobulbären Neuritis und andere. Verwechslungen mit hysteroiden Krankheitsformen sind nicht selten.

Abhängigkeit der Symptome von der Arbeit ist leitend für die Diagnose. Andere Ursachen für die Symptome, die oft nichts Charakteristisches bieten, sind auszuschließen.

Bei schweren Vergiftungen, die als Psychoseformen sich äußern, ist die Diagnose, wenn keine anderen Symptome seitens des Nervensystems vorliegen, allein aus dem Krankheitsbild nicht möglich. Die Schwefelkohlenstoff-Psychose zeigt meist depressiven Charakter.

Die Sektion vergifteter Tiere ergab fettige Degeneration und Erweichungsherde des Gehirns und Rückenmarks, Blutaustritte aus den feineren Hirnarterien, dann Verfettung der inneren Organe, keine Veränderung des Blutes.

Prognose: Sie ist um so günstiger, je zeitiger der Gefährdete dem Bereiche der Schwefelkohlenstoffatmosphäre entzogen wird. Tödlicher Ausgang ist sehr selten. Leichtere Fälle führen zur vollkommenen Genesung, in schweren Fällen, wo es zur irreparablen Läsion des Nervensystems gekommen ist, können nervöse oder psychische Störungen zurückbleiben.

Dr. med. **Floret**-Elberfeld.

Erkrankungen durch Schwefelwasserstoff.

Eigenschaften. H_2S ist ein farbloses Gas. In Wasser ist er wenig, in Alkohol gut löslich. Bei einem Druck von 17 Atmosphären wird er eine farblose Flüssigkeit, bei -81^0 wird er fest. Er ist ein wenig schwerer als die Luft. Sein spezifisches Gewicht beträgt 1,1769. Bei einer Konzentration von 0,1 entzündet er sich an Licht mit Explosion und brennt mit bläulicher Flamme. Bei 0,001 Volumpromille kann er noch gerochen werden. Sein übler Geruch ist jedem von faulen Eiern bekannt.

Vorkommen. In der Natur ist er weit verbreitet. Er kann in vulkanischen Gegenden (Vulkan von Stromboli, Solfatara bei Pozzuoli) direkt dem Boden entströmen oder in Schwefelthermen, wie in Aachen, Mazesta, an die Oberfläche kommen. Er entsteht hier vor allem durch Zersetzung des aus reduziertem Gips entstandenen Schwefelkalziums. In die Stinkkalklager der laurentischen Formation, in die Hohlräume der Staßfurter Salzschichten ist er auch durch Abbau von organischer Substanz gekommen, die lange in der Tiefe der Erde eingeschlossen war.

Mit denselben beiden Vorkommen des Schwefelwasserstoffes, einmal mit seiner Entwicklung aus Sulfiden und dann aus faulender, schwefelhaltiger, organischer Substanz, haben wir es auch im gewerblichen Leben zu tun. So finden wir ihn auf der einen Seite bei Hochofenprozessen, beim Rösten schwefelhaltigen Metalls, in der Leblanc-Sodaindustrie, bei der Salzsäure- und Schwefelsäurefabrikation, in der Teerindustrie bei der Herstellung von Ultramarin, Schwefelfarben und anderen Farbstoffen, sowie pharmazeutischen Präparaten, in Stickstoffabriken, Zündholzbetrieben und Leuchtgasfabriken. In Kunstseidefabriken, die Viskose verarbeiten, bildet er sich aus dem wenig beständigen Trithiokarbonat und der Trithiokarbonsäure, Einwirkungsprodukten von Natronlauge und Schwefelkohlenstoff. Die Giftigkeit des schönen Lapis lazuli, einer Verbindung von Natrium- und Aluminiumsilikaten mit Natriumpolysulfiden, beruht auf der Möglichkeit ihres Verschluckens und der Entwicklung von H_2S aus diesen Sulfiden durch die Salzsäure des Magens. In derselben Weise kommt zur Wirkung das zur Verhütung von Kesselstein empfohlene Kespurit, wenn seine Sulfite durch Anbrennen des Kesselschlammes zu Sulfiden reduziert werden. Aus solchem verschluckten Staub, der sich beim Abklopfen des Kesselsteines bildet, kann die Salzsäure des Magens H_2S entwickeln. Aus dem Ultramarinstaub in den Arbeitsräumen der Lazursteinfabriken wurde Schwefelwasserstoff durch essigsaure Dämpfe entwickelt. Auf der anderen Seite entsteht er aus faulender organischer Substanz in Abdeckereien, Gerbereien, Flachsröstereien, Darmsaitenfabriken, Leimsiedereien, Raffinerien, in Lagerhäusern von Häuten, Knochen und Blut, in den Abwässerkanälen und Sielen der Städte, in Abtritten und Latrinengruben.

Aufnahme. Die Aufnahme erfolgt in der Regel durch die Lunge, seltener durch die Haut. Auf die Möglichkeit einer Aufnahme durch den Magen ist schon hingewiesen.

Chronische Aufnahme. Es tritt keine Gewöhnung an Schwefelwasserstoff und keine Kumulation ein.

Wirkungsweise. Die Vergiftung mit Schwefelwasserstoff ist eine Störung bzw. Aufhebung der inneren Atmung. Die oxydoreduktiven Prozesse der Zelle werden unmöglich durch Veränderung des Oxydationsfermentes.

Symptome. Die ersten Vergiftungserscheinungen, denen man bei 0,15 Volumpromille begegnet, bestehen in Brennen und Tränen der Augen, Lidkrampf, Lichtscheu, Rötung und Schwellung der Bindehäute, Epitheldefekten der Hornhaut (Keratitis punctata), Schleimhautentzündung der Nase, der Nebenhöhlen und der Luftwege. Auf der Haut treten Erytheme und bläschenförmiger Ausschlag, desselben Charakters in schwefelwasserstoffhaltigem Wasser ähnlicher Konzentration auf. Bei 1,5 Volumpromille beginnt für alle Lungenatmer Lebensgefahr. Wenige Atemzüge in einer so oder stärker mit Schwefelwasserstoffgas verunreinigten Luft führen zu Bewußtlosigkeit, Krämpfen, Koma oder apoplektiformem Tod. Die stärkeren Dosen können nicht mehr gerochen werden.

Als Ausdruck der inneren Erstickung finden wir beim Lebenden leichte Vermehrung der roten Blutkörperchen in den physiologischen Grenzen zwischen 5—6,8 Millionen im Kubikmillimeter. Bei der Obduktion findet sich eine kleine Milz mit starken, die Eisenfarbreaktion gebenden Niederschlägen, daneben noch häufig Hyperämie und Ödem des Lungengewebes.

Differentialdiagnose. Die Schwefelwasserstoffkeratitis, schon von den Römern bei ihren Kloakenarbeitern gesehen, ist mit keiner infektiösen, traumatischen oder nervösen Hornhauterkrankung zu verwechseln. Die punktförmigen Epitheldefekte sind durch Fluoreszineinträufelung sichtbar zu machen. Sie sind schon nach 24 Stunden ausgeglichen und werden durch punktförmige Infiltrate ersetzt, die mit 20facher Vergrößerung gut zu erkennen sind. Nach 3 Tagen ist die Erkrankung geheilt. Der Prozeß hinterläßt keine Narben, da die Infiltrate nicht geschwürig zerfallen. Dasselbe Krankheitsbild wird auch bei Einwirkung von Blausäure, Dimethylsulfat und Chrysarobin beobachtet. Auf Schwefelwasserstoff weist der typische widerliche Geruch. Dieser kann bei sensiblen Menschen, besonders bei der Arbeitsaufnahme, auch zu Übelkeit, Erbrechen und Appetitstörung führen. Diese Beschwerden nach der Aufnahme unterschwelliger H_2S (unterhalb 0,15 Volumpromille) Dosen sind psychischer Natur. Sie sind sorgfältig zu trennen von dem mit Kopfschmerzen, Schwindel, Ohnmacht und Bewußtseinsverlust einhergehenden zerebralen Erbrechen bei den um 1,5 Volumpromille liegenden Dosen.

Prognose. Die Prognose der bei 0,15 Volumpromille auftretenden lokalen Zellatmungsstörung an den Schleimhäuten, der Kornea und der Haut ist eine absolut gute. In 3 Tagen tritt vollständige Heilung ein, es bleiben keine Reizerscheinungen, keine Steigerung der Empfindlichkeit zurück.

Die mit Bewußtlosigkeit und Krampf einhergehende lebensbedrohende allgemeine Störung der inneren Atmung bei 1,5 Volumpromille bildet sich nach den Tierversuchen, die auf den Menschen direkt übertragen werden dürfen, in der Regel ohne Hinterlassen von Schädigungen zurück. Auch wiederholte Vergiftungen werden bei dieser Konzentration anstandslos vertragen, wenn auch jugendliche Individuen etwas empfindlicher zu sein scheinen wie Erwachsene.

Bei 5 Volumpromilliger Vergasung konnten die Versuchstiere noch durch intrakardiale Eisenzuführung gerettet werden. Bei 10 Volumpromilliger Vergasung rettete Eisen die vergifteten Tiere nicht mehr. Die Prognose der Schwefelwasserstoffvergiftung hängt also direkt von seiner Konzentration ab.

Therapie. Da H_2S ein wenig schwerer als Luft ist, muß bei der Bergung Verunglückter zur Verhütung einer Schädigung der Helfer an seine stärkere Konzentration in Mulden, Gräben und auf dem Boden von Bottichen gedacht werden. Therapeutisch empfiehlt sich, nach schleuniger Entfernung des Erkrankten aus der Schwefelwasserstoffatmosphäre, orale, intramuskuläre oder intravenöse Zuführung von Eisen (Elektroferrol Heyden, Sideroplan, auch Insulin, weil es 13 vH Cystin enthält, kommt in Frage), Sauerstoffatmung. Die Schwefelwasserstoff-Keratitis und -Conjunctivitis heilt unter heißen Borwasserumschlägen.

Versicherungsrechtliche Behandlung. Gemäß der zweiten Verordnung über Ausdehnung der Unfallversicherung auf Berufskrankheiten vom 11. Febr. 1929 sind die früher gemeldeten Schwefelwasserstoffunfälle jetzt dem Versicherungsamt vom Arzt als Berufskrankheiten zu melden. Die Augenerkrankungen müssen gemeldet werden, wenn aus irgendeinem Grunde die Arbeitsunterbrechung länger als 3 Tage dauern sollte.

Dr. **Rodenacker**-Wolfen.

Merkblatt über berufliche Kohlenoxydvergiftung.

Vorkommen: Kohlenoxydgas (CO), etwas leichter als Luft — für sich allein farb-, geruch-, geschmack- und reizlos — kommt überall da vor, wo Kohlen oder kohlenstoffhaltige Substanzen infolge Sauerstoffmangel ungenügend verbrennen. Es ist daher enthalten im Kohlendunst offener Holz-, Kohlen- und Koksfeuer (z. B. im Schmiedefeuer, im Feuer der Kokskörbe zum Trocknen von Räumen, in den Öfen von Ziegeleien), im Rauch von Brandgasen (Bergwerke), in Auspuffgasen von Benzinmotoren (Garagen), im Leuchtgas (Gasfabriken), im Gischtgas (Hochofengas, im Wassergas, im Generatorengas, in den Zersetzungsgasen von Nitrozellulose (Zelluloid, Kunstseide, Filme), in den meisten Explosionsgasen (Sprenggase, Minengase, schlagende Wetter) und in den Abgasen beim Schneiden von Metallen, z. B. mit dem Azetylensauerstoffgebläse und ähnlichem.

Disposition: Individuell verschieden. Blutarme, schwächliche, nervöse und herzleidende (Fettherz-) Personen und solche mit Erkrankung der Luftwege und mit mechanisch behinderter Atmung (Nasenverengung) sind besonders gefährdet. Bei manchen Menschen kann wahrscheinlich mit der Zeit eine gewisse Gewöhnung erfolgen.

Eingangspforte: Atmungsorgane.

Ausscheidung: Durch die Atemluft.

Wirkungsweise: CO geht mit dem Blutfarbstoff unter Austreibung des Sauerstoffes eine chemische dissoziable Verbindung — CO-Hämoglobin — ein. Die Affinität des CO zum Hämoglobin ist etwa 250mal größer als die des O. Die Giftwirkung beruht wahrscheinlich lediglich auf dem Sauerstoffmangel des Blutes und ist gleichbedeutend mit einer inneren Erstickung. CO-Einatmung bedingt eine Schädigung der Gefäße und kann zu Ernährungsstörungen und degenerativen Veränderungen der Gewebe, besonders des Nervensystems, führen. Unter Umständen apoplektiformer Tod durch Atemlähmung. Beginn der Giftwirkung bei 0,05proz. CO-Gehalt der Atemluft. Sind etwa $^2/_3$ des O im Oxyhämoglobin durch CO ersetzt, tritt Exitus ein.

Symptome: 1. akute Vergiftung.

a) In leichten Fällen: Kopfschmerzen, Frieren, Schwindel, Ohrensausen, Mattigkeit, Muskelschwäche, lähmungsartiges Gefühl in den Gliedern, das auch bei erhaltenem Bewußtsein einen Fluchtversuch unmöglich macht, momentane oder wenige Minuten dauernde Bewußtlosigkeit, Übelkeit, Erbrechen, Durchfall, Schmerzen in der Brust- und Magengegend, Atemnot, Parästhesien (Ameisenkriechen in Händen und Füßen), Hyperanästhesien, erregte Herztätigkeit (bei meist kräftigem, gespanntem Puls). Nicht selten leichte, schnell vorübergehende Albuminurie oder Ausscheidung von Harnzylindern und weißen und roten Blutkörperchen.

b) In mittelschweren und schweren Fällen: Vollständige, länger dauernde Bewußtlosigkeit (Stunden oder Tage), Erlöschen der Sensibilität und Motilität, gerötetes, zyanotisches, gedunsenes Gesicht, hochgradige Atemnot (stertoröse Atmung), aber kräftiger, gespannter Puls; manchmal auch blasses Gesicht und kleiner frequenter Puls, oberflächliche Atmung. Dann auch vielfach Verwirrtheit und hochgradige Erregungszustände, epileptoforme Anfälle, tonische und klonische Krämpfe. Schließlich Asphyxie, Atemlähmung, Exitus. Vergiftungszustand oft von Temperatursteigerungen (im Endstadium Untertemperatur), Albuminurie und Glykosurie begleitet.

Langdauernde Einatmung von geringen CO-Mengen, die nicht zur Bewußtlosigkeit zu führen braucht, scheint manchmal üblere Folgen zu haben als kurzdauernde schwere Vergiftung.

2. Nachkrankheiten akuter Vergiftungen.

Bei leichten Vergiftungen keine; bei mittelschweren Intoxikationen zum mindesten sehr selten. Bei schweren Vergiftungen Haut- und Schleimhautblutungen, Entzündungen und Nekrosen, Bluthusten, Lungenentzündung und Lungenödem (letztere wohl nur bei Beimengungen von ätzenden Gasen, z. B. schwefeliger Säure, Nitrosegase, bei Erkältungsmöglichkeiten und als Schluckpneumonie), ferner Störungen der Herztätigkeit und des Verdauungstraktus, Hautausschläge, Erkrankungen der Sinnesorgane, der peripheren Nerven und des Zentralnervensystems (Neuritiden, Lähmungen, Sehstörungen (Optikusatrophie), Gedächtnisschwäche, Impotenz, Psychose, Paralyse).

3. Chronische Vergiftung.

Krankheitsbild bisher nicht einwandfrei zu fassen, wohl gleichbedeutend mit Folgeerscheinungen häufiger, rasch aufeinanderfolgender, akuter, leichter CO-Einwirkungen. Symptome wie bei akuter Intoxikation bzw. deren Nachkrankheiten: gelbliche Gesichtsfarbe, Mattigkeit, Kopfschmerzen, Schwindel, Schlafsucht, Schlaflosigkeit, Sehstörungen, Störungen der Herztätigkeit und der Verdauung, Appetitlosigkeit, Erbrechen, Durchfälle, Neuritiden (Ischias), Gedächtnisschwäche.

Diagnose: 1. der akuten Vergiftung durch CO-Nachweis im Blut.

a) Spektroskopisch: Einfachste und sicherste Methode und auch in leichtesten Fällen bei Übung mit dem Taschenspektroskop ein bis mehrere Stunden nach der Einatmung noch möglich. Blut mehr oder weniger hell karminrot gefärbt. Das Spektrum des CO-Hämoglobin (s. Spektraltafel) zeigt zwei Absorptionsstreifen zwischen den Frauenhoferschen Linien D und E, ähnlich denen des Oxyhämoglobins. Unterscheidung dieser beiden Spektren ist nur möglich durch

Zusatz von älterer, gelb gewordener Schwefelammoniumlösung[1] oder besser von Hydrosulfit[2] zur Blutlösung. Oxyhämoglobin durch Schwefelammonium oder Hydrosulfit reduziert zeigt das eine breite Band des Hämoglobinspektrums. Das zweistreifige CO-Hämoglobin-Spektrum wird dagegen nicht verändert. Nachweis nicht mehr möglich, wenn der Vergiftete, je nach dem Grade der Vergiftung, mehr oder weniger lange an frischer Luft oder Sauerstoff geatmet hat, da CO dann wieder aus dem Blut dissoziiert ist. Leichenblut (zersetzt) gibt dem CO-Spektrum ähnliche Streifen.

Technik. Entnahme von einigen Tropfen Blut aus dem Ohrläppchen in ein Reagenzglas oder Glaskölbchen mit etwa 10—20 ccm destilliertem H_2O. Aus dieser Lösung Herstellung mehrerer (zum Vergleich) kleiner, verschieden starker, fleischwasserfarbenen Verdünnungen mit destilliertem H_2O in Kuvetten oder Reagenzgläsern von etwa 1 cm Durchmesser. Die zu spektroskopierenden Blutlösungen sollen im Farbton etwa der Lösung von 1 ccm Blut in 100—200 ccm destilliertem H_2O entsprechen. Zu den Lösungen eine Prise Hydrosulfit oder im Wechsel nach und nach ein bis mehrere Tropfen Schwefelammoniumlösung, einmal umschütteln, 5—10 Minuten warten und spektroskopieren.

Beim Spektroskopieren selbst Schütteln vermeiden, weil sonst Blut wieder O aufnimmt und anstatt des Hämoglobinspektrums wieder das zweistreifige Oxyhämoglobinspektrum auftritt, was ein CO-Spektrum vortäuschen könnte. Da neben CO mehr oder weniger O im Blut vorhanden ist, können sowohl das CO-Hämoglobin wie das reduzierte Oxyhämoglobinspektrum zugleich nebeneinander auftreten und ineinander übergehen, d. h. der zwischen den zwei Streifen des CO-Hämoglobinspektrums deutlich vorhandene, hellere Raum wird dunkler und verschwimmt mit jenen mehr oder weniger stark (siehe Spektraltafel). Beim Spektroskopieren zu dünner Lösungen bei Tageslicht können besonders bei gewissen Zuständen der Atmosphäre normalerweise im Tageslichtspektrum vorhandene Streifen durch das Band des Hämoglobinspektrums durchschimmern und ein schwaches CO-Hämoglobinspektrum vortäuschen (vgl. im Zweifelsfalle normale Blutspektra!).

b) Chemischer Nachweis (Tanninprobe nach Kunkel). Blutlösung 1:4 destiliertes H_2O mit dreifacher Menge 1proz. Tanninlösung versetzt, wird nach ein bis mehreren Stunden (am deutlichsten nach 24 Stunden) bei Vorhandensein von CO mehr oder weniger stark braunrot bis kirschrot, sonst graubraun. (Normalblutproben vergleichen!)

---

[1] Gut reduzierte Schwefelammoniumlösung muß Überschuß an Schwefelwasserstoff haben und stark nach diesem, nicht nach Ammoniak riechen; verdünnt soll sie bei Zusatz von etwa 5proz. Kupfersulfatlösung nicht blau werden.

[2] Statt Schwefelammoniumlösung, die einwandfrei schwer zu beschaffen ist, wird einfacher als Reduktionsmittel Hydrosulfit in Substanz genommen. (Lösungen von Hydrosulfit sind nicht haltbar.) Man gibt zur Blutlösung eine kleinste Prise Hydrosulfit. Diese reduziert sofort, wird aber nach einiger Zeit ($^1/_2$ bis 1 Stunde) unwirksam und das Blut oxydiert sich erneut auf, so daß wieder das Oxyhämoglobinspektrum sichtbar wird.

2. CO-Nachweis in der Luft (spektroskopisch).

Die zu untersuchende Luft wird mit normalem, sehr verdünntem Blut geschüttelt oder etwa 10 Liter Luft werden durch solches durchgesaugt und die Blutlösung, wie oben, spektroskopiert. Gegebenenfalls Nachweis durch kleine Tiere (Mäuse, Vögel), die in einer gefährlichen CO-Atmosphäre krank werden oder ad exitum kommen.

3. Diagnose chronisch bedingter bzw. der durch gehäufte akute CO-Einwirkungen hervorgerufenen Krankheitszustände und der Nachkrankheiten nach akuten Intoxikationen.

Per exclusionem und durch gelegentlichen CO-Nachweis im Blut, gegebenenfalls unter Beobachtung aller individuellen und lokalen Lebensverhältnisse des Patienten bei exazerbierenden Beschwerden; CO-Nachweis hier immer möglich. Bei CO-Vergiftungen oft Leukozytose, Polyzythämie und Vermehrung des Hämoglobingehaltes des Blutes. Bei chronischer Einwirkung Blutbild meist normal. Anämische Zustände zum mindesten fraglich. Die Erscheinungen verschwinden bei Aufenthalt in guter Luft. Bei Leuchtgasvergiftungen ist daran zu denken, daß dieses Gas, wenn es durch die Erde dringt, seine warnenden Riechstoffe verlieren kann.

Differentialdiagnose akuter Vergiftungen: In Betracht kommen Vergiftungen mit Kohlensäure, Blausäure (Geruch), Alkohol (Geruch), Morphin, ferner Epilepsie, Urämie, Coma diabeticum (Geruch), Geisteskrankheiten, Hirnblutungen, Meningitis, Tetanus, Botulismus, Enzephalitis und in leichten Fällen auch Grippe (differentialdiagnostisch wichtig: Fieber, akute katarrhalische Erscheinungen, Epidemien).

Das Blut bei CO-Vergifteten sieht oft hellrot aus und macht unter Umständen hellrote Leichenflecke. Bei Todes- und Zweifelsfällen ist baldigst eine Sektion zu erstreben.

Prognose: In leichten Fällen durchaus günstig. Rasche Wiederherstellung bei meist nur kurzer, oft nur stundenweiser Beeinträchtigung der Arbeitsfähigkeit; bei mittelschweren Intoxikationen auch meist gut; bei Miteinwirkung reizender oder ätzender Gase und bei schweren Vergiftungen zweifelhaft und ernst, besonders auch wegen Nachkrankheiten.

Therapie: In leichten Fällen genügt Lagerung in guter Luft (nicht ohne Aufsicht!), Schutz gegen Abkühlung zur Vermeidung von Erkältungskrankheiten, besonders einer Pneumonie. In schwereren Fällen Sauerstoffinhalation, womöglich mit Zusatz von 5—10 vH CO_2. Bei schlechter Atmung künstliche Atmung, Hautreize, Herzmittel (Cardiazol, Hexeton, Koffein, Digitalis und Strophantin intravenös, u. U. intrakardial), Lobelin (Boehringer) subkutan und intravenös zur Erregung des Atemzentrums. Aderlaß und Kochsalzinfusion von sehr zweifelhaftem Wert und zu widerraten (höchstens bei Zyanose und gespanntem Puls angezeigt). Bei Reizzuständen der Atmungsorgane intravenöse entzündungshemmende Kalziuminjektion. Gegen zurückgebliebene Kopfschmerzen symptomatische Behandlung und Sauerstoffinhalationen. Nachkrankheiten werden ebenfalls symptomatisch behandelt. Bei chronischer Einwirkung Aufenthalt und Beschäftigung in frischer Luft.

Prophylaxe: Ausschluß von schwächlichen, individuell disponierten Personen von der Arbeit, im besonderen von solchen mit Blutarmut, mit Krankheiten des Herzens, der Gefäße, der Nerven- und der Atmungsorgane (auch mit mechanischer Behinderung der Atmung).

Meldepflicht: Jede CO-Vergiftung und der begründete Verdacht einer solchen ist nach der Verordnung des Reichsarbeitsministers vom 11. Februar 1929 dem zuständigen Versicherungsamte sofort anzuzeigen.

Dr. **Pfeil**-Leunawerke.

Erkrankungen durch Röntgenstrahlen und andere strahlende Energie.

a) Erkrankungen durch Röntgenstrahlen.

Gewerbliche Berufskrankheiten durch Einwirkung von Röntgenstrahlen können betreffen: Ärzte, das ärztliche Hilfspersonal, Röntgentechniker und Röntgenröhrenarbeiter. Umfang und Dauer der Schädigungen — Reizung, Lähmung, Degeneration oder Nekrose der Körperzellen — sind abhängig von der Qualität und Quantität der von der Haut bzw. den beschädigten inneren Organen absorbierten Röntgenstrahlen. Die Hautschädigungen werden vornehmlich durch die weichen, die Schädigungen innerer Organe durch die harten Röntgenstrahlen bedingt. Personen mit blondem Haar neigen besonders leicht zu Hautschädigungen.

Die durch einmalige Überdosierung gesetzten Schädigungen, wie die akute Röntgendermatitis, Gewebsnekrosen, Ulzerationen und sonstige Folgezustände gehören nicht hierher, da es sich um Betriebsunfälle handelt. Die Schädigungen sind aber vielfach analog denen, welche durch chronische Einwirkung kleinerer oder größerer Mengen von Röntgenstrahlen auf den menschlichen Organismus entstehen. Zu Beginn der chronischen Schädigungen handelt es sich meistens um eine schleichend einsetzende Hauterkrankung an den ungeschützten Körperteilen, vor allem an der Streckseite der Finger und der Hand. Die Haut rötet sich und schwillt an. Rötung und Schwellung können mit der Zeit wieder verschwinden, aber auch monate- und jahrelang bestehen bleiben, insbesondere wenn weitere Einwirkungen mit Röntgenstrahlen erfolgen. Mit der Zeit pflegt die Haut in ein atrophisches Stadium überzugehen, während die Hornhaut vielfach Tendenz zur Hyperkeratose zeigt; dieselbe kann diffus sein oder sich in der Bildung von Warzen und schwieligen Verdickungen der Haut äußern. Die Warzen sitzen meist auf der Streckseite der Finger oder des Handrückens als einzelne kleine Gebilde, welche sich meist leicht entfernen lassen oder mit der Zeit abfallen. Sie können, auch wenn die Röntgenbestrahlungen schon lange Zeit ausgesetzt worden sind, sich immer wieder von neuem bilden und unter Umständen, wenn sie von weiteren Schädigungen chemischer, mechanischer oder thermischer Art betroffen werden, anfangen zu wuchern und zur Bildung von Geschwüren und karzinomatösen Entartungen Veranlassung geben. Die atrophische Haut erscheint teils blaß und pigmentarm, teils durch Erweiterungen der Kapillaren (Teleangiektasie) punkt- oder strichförmig gerötet. Vielfach ist sie glänzend und gefaltet.

Die Nägel der Finger beteiligen sich an der Hautkrankheit der Hände durch Riffungen, Spaltungen und Verdickungen. Sie können auch ganz verloren gehen unter wulstiger Verdickung des Nagelbettes.

Die durch Röntgenstrahlen geschädigte Haut ist bei der Arbeit mannigfachen Gefahren ausgesetzt. Bei Druck und Stoß können leicht schlechtheilende Wunden und Geschwüre entstehen, welche unter Umständen jeglicher Therapie spotten. Solche Ulzerationen bestehen oft monatelang. Die Gefahr der karzinomatösen Entartung ist jederzeit gegeben. Dieselbe kündigt sich vielfach durch das Auftreten fortgesetzten lebhaften Schmerzes im Gebiet der Ulzeration an. Die Ränder derselben werden hart und unregelmäßig und zeigen Tendenz zu Wucherungen in die Breite und Tiefe. Nach ungenügenden chirurgischen Eingriffen kommt es zu rascher Rezidivierung. Falls nicht lebensrettende chirurgische Eingriffe erfolgen, kommt es zu raschem Wachstum, Weiterverbreitung durch Metastasierung, Kachexie und Tod.

Charakteristisch für das Röntgenkarzinom ist die Tatsache, daß dasselbe niemals auf einer intakten Haut entsteht, vielmehr nur auf dem Boden einer alten Röntgenschädigung (chronische Dermatitis, Warzen, Ulzerationen). Die Latenzzeit beträgt viele Jahre.

Weitere Röntgenschädigungen: Der sogenannte „Röntgen-Kater" kommt bei chronischer Einwirkung durch Röntgenstrahlen selten vor, doch kann gelegentlich das Wohlbefinden durch Kopfschmerzen, Übelkeit und Erbrechen gestört werden, wenn gehäufte Beeinflussungen des Körpers durch Röntgenstrahlen stattgefunden haben. Es handelt sich dabei um toxische Störungen, herbeigeführt durch Zerfall von Leukozyten. — Die chronischen Schädigungen des Blutes bestehen in erster Linie in einer Verarmung an neutrophilen, polymorphkernigen Leukozyten, welche je nach der Menge und Dauer der stattgehabten Einwirkungen durch Röntgenstrahlen mehr oder weniger stark ausgeprägt sind. Der Untergang der Leukozyten kann im Blut und in den blutbereitenden Organen vor sich gehen. Durch chronische Reizwirkung auf die Blutbildungsstätten kann es zur myelogenen oder lymphatischen Form der Leukämie kommen. — Schädigungen der Augen durch chronische Einwirkung von Röntgenstrahlen sind möglich in Form von Atrophie des Optikus, der Ganglienzellen der Netzhaut und der Makula. — Fernere Schädigungsmöglichkeiten sind die Azoospermie, sowie die Schädigung der Follikel der Ovarien.

b) Schädigungen durch radioaktive Substanzen.

Durch chronische Einwirkung von Radiumstrahlen bei Arbeiten mit radioaktiven Substanzen können dieselben Schädigungen auftreten, wie sie durch chronische Einwirkung von Röntgenstrahlen entstehen (s. chronische Röntgendermatitis und Folgezustände). Auch kann das Allgemeinbefinden gestört sein (Müdigkeit, Schlafbedürfnis, Kopfschmerzen, Schwindel, Ohnmacht, Reizbarkeit usw.).

c) Erkrankungen durch Lichtstrahlen.

Die akuten Schädigungen durch zu starke Lichtstrahlung (rote, ultrarote Lichtstrahlen bzw. ultraviolette Strahlung) sind stets als Betriebsunfälle anzusehen (Sonnenstich, Hitzschlag, Reizungen der Augen).

Durch chronische Reizwirkung der Lichtstrahlen kann es bei Feuerarbeitern, insbesondere bei Glasbläsern zur Starbildung kommen (s. Abschnitt Glasbläserstar).

Hydroa vacciniformis — Bläschenbildungen der unbedeckten Haut mit nachfolgenden, pockennarbenähnlichen Hautdellen — kommt durch chronische Einwirkung hellen Lichtes bzw. durch chronische Sonnenbestrahlungen bei angeborener Hautempfindlichkeit zustande.

Xeroderma pigmentosum — Auftreten roter Flecken auf der unbedeckten Haut mit nachfolgender Hyperpigmentierung, Conjunctivitis, Ausfall der Zilien, Atrophie der Haut mit Teleangiektasien, Warzen- und Karzinombildung — kommt ebenfalls bei angeborener Anlage durch chronische Einwirkungen des Sonnenlichtes zustande.

Dr. **Hopmann**-Bad Godesberg.

Chronische und chronisch-rezidivierende Hauterkrankungen durch Galvanisierungsarbeiten.

Bevor die Hauterkrankungen, welche unter Ziffer 11—13 der zweiten Verordnung aufgeführt sind, geschildert werden, muß zunächst der Begriff „chronisch" und „chronisch-rezidivierend" definiert werden. Man versteht unter „chronischen" Hauterkrankungen solche, bei denen sich der Krankheitsverlauf über einen langen Zeitraum erstreckt. Für die Entstehung solcher Erkrankungen, insbesondere des Gewerbeekzems kommt entweder die dauernde Einwirkung schädigender Ursachen oder aber auch nur ein vorübergehend wirkender Reiz in Frage. Gerade das Gewerbeekzem kann die Wirkung des schädlichen Agens zeitlich unbegrenzt überdauern. Gleichgültig ist es dabei, ob die Krankheitserscheinungen in leichter oder schwerer Form auftreten. Wiederholt sich die Erkrankung ein oder mehrere Male nach einer längere oder kürzere Zeit anhaltenden Heilung auf Grund einer gleichen oder ähnlichen Schädigung, so spricht man von einer „chronisch-rezidivierenden" Erkrankung. Wichtig ist ferner, daß das Fehlen der Notwendigkeit einer Heilbehandlung der Heilung im Sinne der Unterbrechung des Krankheitsprozesses gleich gesetzt werden kann. Für versicherungsrechtliche Zwecke müssen nun aus Zweckmäßigkeitsgründen bestimmte Zeitmaße festgelegt werden, welche als Anhaltspunkte für die praktische Abgrenzung von „chronischen" und „chronisch-rezidivierenden" Hauterkrankungen zu dienen haben. Eine derartige Zeitbemessung ist ja kein Novum, es sei nur an die heute gültige Definition des Begriffes der „Plötzlichkeit" bei Betriebsunfällen erinnert, wobei als äußerste Grenze eine Arbeitsschicht angenommen wird. Bei meinen Begutachtungen lege ich im allgemeinen bei den chronischen Hauterkrankungen eine Dauer von 13 Wochen zugrunde. Meist wird ja in dieser Zeit überhaupt Arbeitsunfähigkeit bestehen; in jedem Falle ist es aber erforderlich, daß während eines erheblichen Teiles des Zeitraumes von 13 Wochen Arbeitsunfähigkeit bestanden und der Erkrankte auch seine Berufstätigkeit ausgesetzt hat. Nur durch das Ausschalten der mit der Arbeit verbundenen schädlichen Einwirkungen wird in der Regel eine Heilung erreicht werden können. Eine derartige Zeitspanne ist auch notwendig, um die verschiedenen Heilmethoden einschließlich der Röntgenbestrahlung anwenden und in ihrer Wirksamkeit beurteilen zu können. Man wird also *solche Hauterkrankungen* als *chronisch* bezeichnen, die mindestens 13 Wochen bestehen, und bei denen trotz ärztlicher Behandlung und mindestens sechswöchiger Dauer des Aussetzens der Arbeit keine Heilung erzielt worden ist; der Heilung ist der Fortfall der Notwendigkeit der Heilbehandlung gleich zu setzen. Für die Annahme einer „chronisch-rezidivierenden Hauterkrankung" ist es erforderlich, daß es sich einerseits um die gleichen Erkrankungsformen, wie bei einem vorangegangenen Krankheitsprozeß handelt, und daß andererseits diese frühere Erkrankung geheilt war. Nicht ausschlaggebend ist es, ob der schädigende Stoff der gleiche war; maßgebend für die Entschädigung ist nur, daß der schädigende Stoff in der Liste zur zweiten Verordnung vom 11. Februar 1929 aufgeführt ist.

Vorkommen: Durch Galvanisieren werden Metalle mit einer Schicht von anderen Metallen auf elektrolytischem Wege überzogen, und zwar entweder, um besser auszusehen, oder um gegen die Einflüsse von atmosphärischer Luft usw. widerstandsfähiger zu werden. Man verwendet hierzu Gold, Silber, Nickel, Kupfer, Zink, Messing usw.[1] Die zu galvanisierenden Arbeitsstücke werden gereinigt und entfettet und gelangen dann in „Bäder", durch welche ein elektrischer Strom hindurchgeleitet wird. Die zu galvanisierenden Gegenstände werden mit dem negativen Pol verbunden, während das aufzubringende Metall mit dem positiven Pole in Verbindung steht. Nach der Entfernung aus dem Bade werden die galvanisierten Gegenstände mit heißem Wasser abgespült und getrocknet. Dieser eben geschilderte Arbeitsprozeß bedingt in seinen verschiedenen Phasen eine Reihe von Schädigungsmöglichkeiten der Haut.

a) Beim Reinigen und Entfetten werden die zu bearbeitenden Gegenstände in verschiedener Weise behandelt: durch Bürsten und Abscheuern mit Seifenlösung, auch mit verdünnten Säuren z. B. Essigsäure usw., durch Bürsten mit Ätzkalk und Ätznatron oder mit Wiener Kalk (Kalziummagnesiumoxyd), durch Kochen mit verdünnter Natronlauge, durch Behandeln mit Lösungen von Natrium- oder Wasserstoffsuperoxyd, Perborat usw., ferner durch Waschen mit Petroleum, Benzin, Benzol, Trichloräthylen, seltener durch Tetrachlorkohlenstoff und -äthan. Vielfach werden Gegenstände aus Kupfer vor dem Versilbern oder Vergolden mit einer Beize aus Kalium-Quecksilberzyanid usw. vorbehandelt („verquickt"). Neben der Reiz- und Ätzwirkung der verschiedenen genannten Chemikalien kommt bei den Entfettungsmitteln hinzu, daß sie den schützenden Fettgehalt der Haut beseitigen und so die Haut besonders für die schädigenden Einwirkungen der verschiedenen reizenden Substanzen disponieren.

b) Beim Galvanisieren selbst kann schon die Zubereitung der Bäder zu Hautschädigungen führen, da die stark giftigen Ingredienzien wie Zyankali, Arsenik, Kupfervitriol, Königswasser, Nickelsulphat usw. durch Verstäuben, Verspritzen, Verdunsten usw. nachteilig wirken. Durch die Verwendung der im Handel befindlichen fertig zubereiteten Salzmischungen, die nur in Wasser aufgelöst zu werden brauchen, wird

[1] Bei der Galvano- oder Elektroplattierung (Galvanostegie) werden metallische Gegenstände mit einer dünnen Schicht eines anderen Metalles fest überzogen, bei der Galvanoplastik wird auf Formen aus Gips, Wachs, Guttapercha usw. ein gewöhnlich ablösbarer Metallüberzug auf elektrolytischem Wege hergestellt.

diese Gefahrenquelle zum erheblichen Teile ausgeschaltet. Beim Einbringen der zu galvanisierenden Gegenstände in das Bad, ebenso beim Entfernen und dem Abspülen werden Hautschädigungen durch die Einwirkung der Badflüssigkeit bedingt; diese stellen sich um so leichter ein, wenn kleine Verletzungen der Haut schon vorhanden waren. Chronische und chronisch-rezidivierende Hauterkrankungen, welche also durch die verschiedenen eben geschilderten Arbeitsprozesse beim Galvanisieren verursacht werden, fallen unter die Meldepflicht.

Krankheitsbild: Neben den allgemeinen Schädigungen, die durch Arsenwasserstoff, Schwefelwasserstoff, Blausäure usw. bedingt sind und zu allgemeinen Vergiftungserscheinungen führen, auf die hier nicht näher eingegangen werden soll, kommen durch den Arbeitsprozeß beim Galvanisieren besonders Hauterkrankungen zustande. Zunächst treten Rötungen an den Händen und Unterarmen, also an den Stellen, welche der schädigenden Einwirkung ausgesetzt sind, auf. Prädilektionsstellen sind die mittleren drei Finger, die Schwimmhäute und die äußere Kante des Handgelenks. Besonders wenn vorher schon die Haut rauh und aufgesprungen war, ist die Umgebung dieser schon früher vorhandenen Hautläsionen gerötet und infiltriert und zeigt Exkoriationen. Sehr schnell bilden sich dann Bläschen und papulöse Effloreszenzen, die dann zu mehr oder weniger ausgebreitetem Nässen der erkrankten Haut führen. Durch sekundäre Infektionen, die bei der Arbeit leicht durch Kratzen, Scheuern usw. entstehen können, bilden sich impetiginöse Belege und Eiterungen, die wiederum zu sekundären Infektionen, Lymphgefäß- und Lymphdrüsenentzündungen führen können. Die Entzündungen können sich auch über das Gesicht und den ganzen Körper verbreiten. Dieses eben geschilderte Krankheitsbild des akuten Galvaniseurekzems findet sich bisweilen auch in chronisch verlaufenden oder in chronisch-rezidivierenden Fällen, wenngleich in diesen die Infiltrierung der Haut, Schuppen- und Rhagadenbildung mehr das Krankheitsbild beherrschen und das Nässen weniger ausgebreitet ist und mehr in den Hintergrund tritt. Besonders in den chronisch-rezidivierenden Fällen flackert die Hautentzündung bisweilen — auch wenn der Erkrankte bereits mit seiner Tätigkeit aufgehört hat — ohne erkennbaren Grund plötzlich auf und verbreitet sich mehr oder weniger schnell über das Gesicht, den Nacken und andere früher nicht der schädigenden Einwirkung direkt ausgesetzte Körperteile. Gerade dies unberechenbare Aufflackern des Ekzems bedingt die Häufigkeit und die Dauer der Arbeitsunfähigkeit und die Ungewißheit der Prognose. Neben diesen ekzematösen Hautentzündungen in ihren verschiedenen Formen kommen durch die direkte Einwirkung der verschiedenen Bäder, ferner durch Ätzkalk usw. Verätzungen in Form von kleinen Geschwürsbildungen zustande. Diese Geschwüre sind zumeist kreisrund und zeigen verdickte wallartige Ränder und schlechte Heilungstendenz.

Verhütung: Für das Entstehen der Hauterkrankungen bei den in der Galvanik beschäftigten Arbeitern spielt eine angeborene oder späterhin erworbene Disposition eine erhebliche Rolle. Es ist daher erforderlich, Personen mit empfindlicher Haut oder mit aufgesprungenen Händen usw. von der Arbeit fernzuhalten, in der sie mit den galvanischen Bädern direkt oder indirekt in Berührung kommen können. Auch bei der Arbeit des Entfettens werden solche Personen nur mit großer Vorsicht zu beschäftigen sein.

Durch Hauterkrankungen arbeitsunfähige Personen sollen die Arbeit erst dann wieder aufnehmen, wenn die Affektion restlos ausgeheilt ist und die Haut sich wieder erholt hat. Es ist ferner für eine gute Hautpflege, prophylaktisches Einfetten mit guten milden Salben zur Vermeidung von Rezidiven ratsam.

In vielen Fällen wird es möglich sein, durch technische Verbesserungen des Arbeitsprozesses Hauterkrankungen zu vermeiden. Die elektrolytische Entfettung mit Natron- und Kalilauge, auch die Anwendung des Trichloräthylens in geschlossenen Behältern schaltet Schädigungen der Haut durch das Angreifen der Entfettungsmittel ziemlich vollständig aus. Sonst sollen gut anliegende Gummihandschuhe bei der schädigenden Arbeit getragen werden. Es sei aber darauf hingewiesen, daß das ständige Tragen von luftundurchlässigen Gummihandschuhen bei vielen Menschen eine Erweichung der Haut und so wieder eine Herabsetzung der Widerstandsfähigkeit bedingt. Im übrigen werden die Gummihandschuhe — wenn sie in richtiger Größe und guter Beschaffenheit vorhanden sind und auch getragen werden — oft durchlässig und gewähren dann keinen Schutz mehr.

Prof. Dr. **Chajes**-Berlin.

Chronische und chronisch-rezidivierende Hauterkrankungen durch exotische Holzarten.

Vorkommen: Durch eine Reihe von vegetabilischen Stoffen werden Hauterkrankungen hervorgerufen; sowohl lebende Pflanzen, z. B. Primeln, Hopfen u. a., wie auch getrocknete Pflanzenprodukte und Samen, besonders aber bestimmte Holzarten, sind als Ursachen von Hautentzündungen festgestellt worden. Wenn in der Verordnung vom 11. Februar 1929 nur die Hauterkrankungen durch exotische Holzarten unter die melde- und entschädigungspflichtigen Berufskrankheiten einbezogen sind, so geschah das deshalb, weil gerade diese harzreichen Hölzer infolge ihres Gehaltes an ungesättigten Harzsäuren und Alkaloiden bei dazu disponierten Personen besonders leicht Entzündungen hervorrufen. Bei dem Holz der afrikanischen Eiche (Iroko) wurde ferner eine Reizwirkung durch Schimmelpilze beobachtet, die sich bei Transport der Stämme in dem lauwarmen Wasser der Flüsse gebildet hatten. Da die Verwendung dieser Holzarten fast ausschließlich in der Möbelfabrikation, Bootsbauerei, beim Waggon- und Schiffsbau (besonders von Teakholz) stattfindet, sind die in Frage kommenden Berufstätigen Tischler, Bootsbauer usw. Am meisten wird verwendet: Satinholz (aus Ost- und Westindien, Jamaika, Guyana), auch Atlas-, Seiden-, Feroleholz genannt, Mahagoniholz (Indien und Westafrika, Singapore), Teakholz (Ostindien, Java, Birma), Buchsbaumholz (Afrika, Marakaibo), Ebenholz (Afrika, Ostindien, Molukken), Palisanderholz (Brasilien), afrikanische Eiche (Iroko), Rosenholz, Moah-, Okome-, Makassaholz usw. Ich selbst habe vor kurzem Toxikodermie durch Zitronenholz beobachtet.

Krankheitsbild: Bei der Verarbeitung der genannten Holzarten wird, besonders beim Sägen, Hobeln, Schleifen usw., durch den Holzstaub eine Dermatitis verursacht. Zweifellos bildet eine besondere Disposition oder Idiosynkrasie der befallenen Individuen die Voraussetzung für das Entstehen der Erkrankung. Nach einer Latenzzeit von einigen Stunden bis Tagen wird zumeist an den unbedeckten Hautpartien, die der Einwirkung des Holzstaubes ausgesetzt sind, also am Gesicht, Hals, Händen und Armen, wohl durch Berührung mit staubigen Händen, auch bisweilen an den Genitalien, eine Dermatitis hervorgerufen. Es treten starke Schwellungen der Haut, besonders an den Augenlidern auf, ebenso Bläschen und Pusteln, Quaddeln und Papeln. Diese Hautaffektionen zeigen im allgemeinen einen langsamen Heilungsverlauf. Bisweilen bleibt es bei einer Krankheitsattacke; es tritt eine Unempfindlichkeit ein, die kürzere oder längere Zeit, ja mitunter dauernd, anhalten kann. Öfters steigert aber die Hautentzündung die Empfindlichkeit, es kommt zu einer Sensibilisierung, die dann auch bei immer kürzerer Einwirkung der schädigenden Holzstaubarten zu heftigen Hauterscheinungen führt, welche nicht nur unter dem Bilde der akuten Hautentzündung, sondern auch dem der subakuten und chronischen, nässenden und schuppenden Ekzeme verlaufen. Entzündungen der Augen, der Schleimhäute und der Atmungsorgane, sowie Fieber, Kopfschmerzen und Übelkeit werden bisweilen als Begleiterscheinungen der Hauterkrankung beobachtet.

In manchen Fällen gelingt es auch, durch Applikation von wässerigen oder alkoholischen Extrakten der in Frage kommenden Holzarten, ferner auch durch Anwendung von Steinkohlenteer oder Röntgenbestrahlungen eine Heilung und Desensibilisierung herbeizuführen. Es gibt jedoch keineswegs seltene Fälle, in denen häufige und immer länger anhaltende Rezidive endlich doch zu einem Berufswechsel zwingen. Voraussetzung für die Entschädigungspflicht nach der Verordnung ist, daß die Hauterkrankungen chronischer oder chronisch-rezidivierender Art sind. Über die Auslegung des Begriffes „chronisch oder chronisch-rezidivierend", siehe S. 58 unter Nr. 11. Wichtig ist ferner, daß Schädigungen durch Politur, Beize usw., die ja genau die gleichen Krankheitsbilder hervorrufen können, in nennenswertem Maße nicht mitwirken dürfen, denn die hierdurch bedingten Erkrankungen fallen nicht unter die nach der Verordnung entschädigungspflichtigen.

Verhütung: Es ist schon heute vielfach möglich, durch Hautfunktionsprüfungen mit wässerigen oder alkoholischen Extrakten aus den betreffenden exotischen Holzarten auch bei gesunden Personen Entzündungsreaktionen hervorzurufen, so daß eine gewisse Auslese der dadurch gefährdeten Individuen durchgeführt werden kann. Durch die Arbeiten von Jadassohn, Bloch und ihren Schülern werden diese Untersuchungsmethoden noch weiter erforscht und vor allen Dingen auch für die Praxis vereinfacht; es steht deshalb zu erwarten, daß man in absehbarer Zeit allgemein damit arbeiten können wird. Durch eine gute Werkstättenhygiene, besonders durch gründliche Lüftung und Staubsaugung, durch Schutzkleidung (Handschuhe usw.), ferner durch gute Hautpflege und Reinlichkeit wird weiter ein wirksamer vorbeugender Schutz der Arbeiter durchgeführt werden können.

Prof. Dr. **Chajes**-Perlin.

Chronische und chronisch-rezidivierende Hauterkrankungen durch Ruß, Paraffin, Teer, Anthrazen, Pech und verwandte Stoffe.

Während in der Verordnung vom 12. Mai 1925 nur Erkrankungen an Hautkrebs als melde- und entschädigungspflichtig bezeichnet wurden, ist in der zweiten Verordnung die Beschränkung auf die Hautkrebse fallen gelassen und die Entschädigungspflicht auf alle Hauterkrankungen durch Ruß usw. ausgedehnt worden. Damit hat der Gesetzgeber eine von medizinischer Seite stets betonte notwendige Forderung erfüllt. Will man nämlich die Hautkrebserkrankungen entschädigen und verhüten, so muß natürlich der Schutz der Verordnung auf die lange der Krebsbildung vorangehenden chronischen ekzematösen und hyperkeratotischen Erkrankungen der Haut ausgedehnt werden.

Gewinnung und Verwendung: Ruß. Durch unvollständige Verbrennung kohlenstoffreicher organischer Substanzen (Teer, Mineralöl, Harze), schlägt sich aus der leuchtenden Flamme der Ruß nieder; in Kammern mit entsprechend reguliertem Luftzutritt, wird Gas, Öl, Harz usw. in besonders konstruierten Lampen verbrannt. Die Verwendung des gewonnenen Rußes ist recht mannigfach: es wird zur Bereitung von Farben, Tusche, Schuhwichse und -creme, Feuerwerkskörpern usw. gebraucht. Die mit der Herstellung dieser Stoffe beschäftigten Arbeiter in Farbenfabriken usw. sind der Rußeinwirkung ausgesetzt, natürlich in besonderem Maße die Arbeiter bei der Rußgewinnung, welche den Ruß aus den Kammern zu entfernen, zu sieben und in Fässer zu packen haben. Auch die Schornsteinfeger sind besonders der Rußeinwirkung ausgesetzt.

Für die Gewinnung der anderen in der zweiten Verordnung genannten Substanzen kommen das Erdöl und die verschiedenen Teere in Frage. Die Rohöle aus Amerika, Rußland, Galizien, Deutschland usw. enthalten rund zur Hälfte Rückstände (Masut), welche als wertvolles Heizmaterial, z. B. für Dieselmotore dienen; auch zur Herstellung von Schmierölen mittels Destillation usw. werden diese Rückstände verwendet, wobei das Pech zurückbleibt. Unter den Teeren, die durch Destillation von Stein- und Braunkohle, Torf, Holz u. a. mehr gewonnen werden, spielt der dickflüssige schwarze Steinkohlenteer, der in Gasanstalten und Kokereien hergestellt wird, die wichtigste Rolle. Er enthält aromatische Kohlenwasserstoffe (Benzol und seine Homologe, Naphthalin, Anthrazen usw.), Phenole (Kresole, Naphthole), Kohlenwasserstoffe der Methanreihe ($C_nH_{2n} + 2$) Paraffine genannt, Sulfide und Stickstoffverbindungen (Ammoniak, Anilin usw.) und endlich Pech und Asphalt. In der

Destillation wird der Teer durch Erwärmen mittels einer Dampfschlange von Wasser und Ammoniak befreit und in eisernen Retorten (Teerblasen) destilliert, wobei man das Destillat nach dem spezifischen Gewicht in 3—4 Fraktionen teilt. Man unterscheidet: 1. Die Leichtöle (aus ihnen werden Benzol, Toluol, Xylol, Pyridinbasen gewonnen), 2. und 3. die Mittel- und Schweröle (daraus Gewinnung von Kresolen, Phenolen, Naphthalin), 4. das Anthrazenöl, aus dem das Rohanthrazen hergestellt wird; es enthält ferner neben den den verschiedenen festen Kohlenwasserstoffen und Stickstoffverbindungen auch Paraffine. Praktisch wichtig ist ferner das Karbolineum, ein braunschwarzes konservierendes Öl, das Anthrazenöl enthält und zu Anstrichzwecken benutzt wird.

Der Braunkohlenteer, der besonders aus der in Sachsen vorkommenden hellen Schwelkohle gewonnen wird, ist braun, übelriechend, spezifisch leichter als der Steinkohlenteer; er enthält ebenfalls viel flüssige und feste Kohlenwasserstoffe der Methanreihe, ferner ungesättigte und aromatische Kohlenwasserstoffe (Kreosot), bis zu 4 vH Schwefel und Stickstoff. Bei der Destillation mit Wasserdampf im Vakuum gehen zuerst leichtes Rohöl und die Paraffinmasse, dann die schweren Öle über, während Pech und Koks (Grudekoks) zurückbleiben. Auch aus Ölschiefer und besonders aus Naphtharückständen wird Paraffin gewonnen. Die Masse wird dann weiter verarbeitet und so entstehen die harten und weichen Paraffine, Paraffinöle und Gasöle. Die harten oder festen Paraffine, die einen Schmelzpunkt von etwa 40—80^0 C haben, kommen auch im Erdwachs u. a. mehr als natürliche Produkte vor.

Unter den „verwandten Stoffen", von denen die Verordnung weiter spricht, sind die Roherdöle, Naphtha, die Rückstände der Erdöle (Masut) und die hieraus durch Destillation und Reinigung gewonnenen Schmieröle zu verstehen (Maschinen-, Zylinder-, Vulkanöl, Bohröl, welch letzteres eine Emulsion von Mineralöl mit Seifenwasser ist). Erdwachs, Asphalt, Schieferöl, auch aus Erdölrückständen gewonnene Vaselin gehört zu den „verwandten Stoffen".

Die Kategorie der Arbeiter, welche durch die verschiedenen Stoffe geschädigt werden kann, ist relativ groß: vor allem sind es die Arbeiter in Kokereien, Gasanstalten, Schwelereien, welche mit den Substanzen schon bei ihrer Gewinnung in Berührung kommen. Durch Paraffin können die Arbeiter in der Zündholzindustrie (beim Paraffinieren der Hölzer), in der Schamott- und Zementindustrie, in der Papierindustrie, bei der Verarbeitung von Kerzen, Wachshölzern und -fäden, beim Appretieren von Geweben, bei der Kabelfabrikation (Isolieren) affiziert werden. Teereinwirkung kommt außer in den Betrieben der Teergewinnung bei der Fabrikation von Dachpappe und Dachfilz, bei der Brikettfabrikation, bei der Stein- oder Braunkohlenstaub mit Teer oder Pech zu einer breiigen Masse gebunden und unter hohem Druck gepreßt wird, bei der Fabrikation von Lack und Firniß (Pech), von Elektroden und Trockenbatterien, bei der Holzimprägnierung, bei der Korksteinfabrikation, beim Straßenbau usw. in Frage. Die gleichen Arbeiterkategorien werden auch durch Pech geschädigt.

Hauterkrankungen durch Anthrazen bzw. Anthrazenöl kommen besonders in der Teerdestillation, bei der Holzimprägnierung (durch Karbolineum), in der Farbenfabrikation, auch bei Heizern gelegentlich vor, wenn Anthrazenöl zur Kesselheizung verwendet wird.

Krankheitsbild[1]: Allen Hautschädigungen durch Teer- und Erdölderivate gemeinsam ist die entzündungserregende Wirkung auf die Haut, auf die Talgdrüsen und der Anreiz zur Zellwucherung verbunden mit dem zur Hautverfärbung. Selbstverständlich sind nicht alle Arbeiter, die der Einwirkung der genannten Stoffe ausgesetzt sind, in gleicher Weise empfindlich. Für die Entstehung der gewerblichen Dermatiden und Ekzeme muß man sich vergegenwärtigen, daß sich die Haut an die schädigenden Einflüsse in einem gewissen Grade gewöhnt, so daß die gewöhnliche Einwirkung der schädigenden Stoffe meist ohne nennenswerte Krankheitserscheinungen ertragen wird. Wo aber eine ungewöhnliche Inanspruchnahme erfolgt, da reagiert sie mit den genannten Entzündungen. Gerade bei den Teer- und Erdölderivaten kann aber durch die immer vorhandene — wenn auch geringe — Verschiedenartigkeit der Substanzen die Reizschwelle überschritten werden und eine entzündliche Reaktion erscheinen. Hierzu kommt noch die heute allgemein anerkannte und auch experimentall bewiesene Tatsache der Sensibilisierung der Haut. Diese Sensibilisierung ist auch wohl die Ursache, daß auch nach dem Ausheilen derartiger Entzündung bei Arbeitern, die jahrelang mit den gleichen Stoffen gearbeitet haben, immer wieder neue Hautreizungen entstehen, die schließlich zu einem Tätigkeitswechsel zwingen. Es entstehen mehr oder weniger flächenhafte Hautentzündungen, die zu nässenden Ekzemen in allen Übergangsformen führen. Daneben zeigen sich auch mehr trockene rhagadiforme Ekzemausbrüche und Geschwürsbildungen. Auffallend ist die Neigung zu Verhornungen, Bildung von verhornten Warzen und zur Veränderung der Talgdrüsen. Letztere werden nicht nur durch mechanische Veränderungen (Verstopfung), sondern auch durch die chemischen Eigenschaften der Teer- usw. -substanzen in Mitleidenschaft gezogen. Charakteristisch ist ferner die verfärbende Wirkung, die durch die photodynamische Eigenschaft der chemischen Stoffe bedingt ist. Die Haut wird eben dadurch gegen die photochemische Einwirkung der Lichtstrahlen besonders empfindlich und reagiert mit heftigem Juckreiz, Entzündungen und mit Dunkelfärbung (Melanose).

Genau wie es im Tierexperiment festgestellt wurde, wirken Ablagerungen von kleinsten Teerpartikeln in der Haut. Durch den Einschluß dieser letzteren in das Epithel wird eine abnorme Hornbildung bedingt, die zur Entstehung der Hornwarzen führt. Diese Warzen können nun mehr oder weniger lange Zeit glatt und gutartig bleiben, können aber auch infolge von mechanischen oder chemischen Reizen, oder auch ohne nachweisbare Ursache plötzlich durch Wucherung der Epithelzellen, wobei ein atypisches Tiefenwachstum eintritt, zur Karzinombildung

---

[1] Siehe Chajes: Erkrankungen an Hautkrebs usw. in: Koelsch: Die meldepflichtigen Berufskrankheiten. München: J. F. Lehmann 1926.

führen. Daß gerade die Skrotalhaut bei der feinen und besonders empfindlichen Epidermis, die noch durch Schweiß usw. besonders leicht mazeriert, eine Prädilektionsstelle für diese Arten von Karzinomen ist, wird deshalb leicht verständlich sein.

Die experimentelle Forschung über die Entstehung der Karzinome durch Teer usw. hat sich auch mit der Frage beschäftigt, welche der Teersubstanzen am leichtesten Karzinome erzeugen kann. B. Bloch (Int. Krebskonferenz, Amsterdam 1922) hat mit den verschiedensten Teerdestillaten die Erzeugung experimenteller Karzinome vorgenommen und dabei die verschiedenartige Wirkung der verschiedenen Teere gefunden, wobei die des Rohteeres am stärksten war, stärker jedenfalls als die aus dem Teer dargestellten reinen Stoffe. Dem Rohteer gleich stehen die benzollöslichen Anteile des Peches. Jedenfalls scheinen nach diesen Forschungen nicht einzelne Substanzen im Teer die karzinomerregende Wirkung zu besitzen, vielmehr tun dies eine Reihe von Stoffen, die in den verschiedenen Teeren vorkommen. Auch Kennaway konnte bei seinen Untersuchungen die eigentlich krebserregenden Substanzen der Teerpräparate nicht feststellen. Immerhin fand er, daß die nicht krebserzeugenden Teerarten einen größeren Gehalt an Paraffinen und Phenolen (abgesehen von Karbolsäure) besitzen, aber frei von bestimmten aromatischen Stoffen sind. Auf Grund seiner klinischen Erfahrungen schreibt er den Teersubstanzen mit höherem Siedepunkt wie dem Kreosot, Anthrazen und Pech, die bei 250—500° C destilliert werden, eine besondere krebserregende Wirkung zu. Diese Experimente haben nun die längst bekannten Übergänge entzündlicher Hauterkrankungen durch Teer usw. in Krebse histologisch erhärtet. Man weiß, daß die an sich harmlosen verhärteten Warzen und Verhornungen nach mechanischen oder chemischen Reizen, oft auch, ohne daß diese nachweisbar waren, krebsartig werden. Es bilden sich dann wunde oder geschwürige Stellen, die bisweilen lange Zeit nicht in die Tiefe gehen, oft aber blumenkohlartig wuchern oder schnell in die tieferen Gewebsschichten hineinwachsen. Man kann prognostisch natürlich nie eine günstige Aussage machen, da man nie weiß, ob und in welchem Maße ein Fortschreiten zu erwarten ist. — Der Sitz der Krebse ist recht mannigfach. Die „Schornsteinfegerkrebse" werden ja am häufigsten am Skrotum angetroffen; die Krebse können aber auch an den Extremitäten, besonders den oberen, vorkommen. Auch das Gesicht wird häufig befallen; bekannt ist ja der Gesichtshautkrebs bei Brikettarbeitern, bei denen auch multiple Hautkarzinome beobachtet wurden. Bei Rußarbeitern, die früher mit den Füßen den Ruß in Fässern feststampften, fanden sich Krebse an den Füßen und Zehen.

Verhütung: Auch bei dieser Gruppe von gewerblichen Hauterkrankungen ist das beste Verhütungsmittel die Ausschaltung besonders empfindlicher Individuen. Arbeiter, bei denen Ekzeme immer wieder rezidivieren, insbesondere bei denen hyperkeratotische Prozesse — wenn auch in nicht sehr ausgeprägtem Maße — festzustellen sind, sollen von der Arbeit, die sie der weiteren Einwirknug von Ruß, Teer usw. aussetzt, ferngehalten werden. — Große Sauberkeit und Körperpflege durch Duschen, Bäder usw., häufig zu wechselnde Schutzkleidung, Einfetten der der Einwirkung ausgesetzten Hautpartien mit einem milden Fett oder Fettpaste wie Zinkpaste usw., sind bei regelmäßiger und richtiger Anwendung gute und wirksame Vorbeugungsmittel. Vor allem aber ist es erforderlich, die Arbeiter über die Gefahren gerade dieser Gruppe von Hauterkrankungen, eben wegen der Epitheliom- und Karzinombildung durch Wort und Schrift zu belehren.

Prof. Dr. Chajes-Berlin.

Erkrankungen der Muskeln, Knochen und Gelenke durch Arbeiten mit Preßluftwerkzeugen.

Mit 2 Abbildungen.

Seit rund 30 Jahren werden in steigendem Maße Arbeiten mit Hämmern und Meißeln ausgeführt, die mit Preßluft bewegt werden. Solche Arbeiten sind besonders in der Eisenindustrie das Nieten und Verstemmen der Nietköpfe und Nähte und auch das Abkanten und Abmeißeln

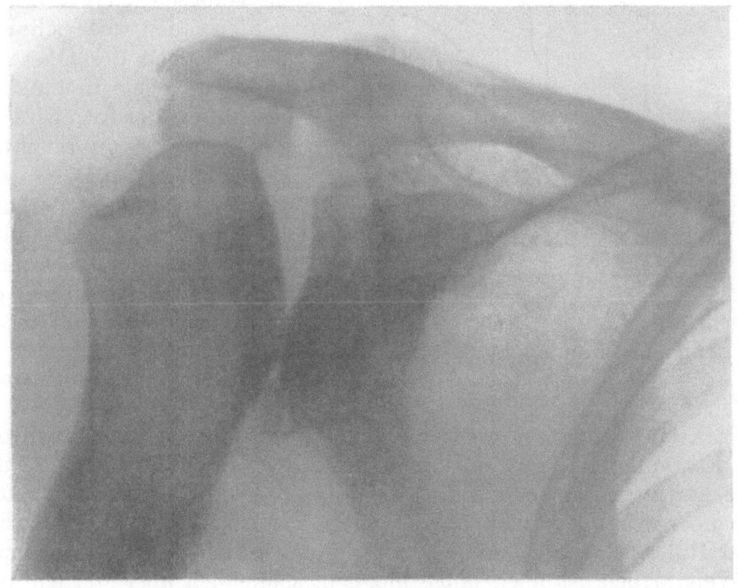

Abb. 1.

von Blechrändern; in zweiter Linie kommen das Gesteinsbohren und das Aufmeißeln von altem Beton bei Abbrucharbeiten in Frage. Die linke Hand des Arbeiters richtet dabei den Hammer oder den Meißel gegen das Werkstück, indes die rechte Hand den Griff des Instrumentes hält. Die rasche Aufeinanderfolge der Schläge verursacht Erschütterungen des Körpers, welche durch den am Griff befindlichen rechten Arm auf das rechte Schultergelenk übertragen werden.

Arbeiter, die jahrelang dauernd diese Arbeit vornehmen, klagen über Schmerzen in der Schulter oder im Ellenbogen rechts seltener (Linkshänder) links. Die Schmerzen treten namentlich am Abend nach der Arbeit auf. Danach stellt sich verminderte Fähigkeit den Arm hochzuheben ein, sowie akute Schmerzen besonders bei passiven Bewegungen. Dabei werden deutliche reibende und knarrende Geräusche in den Gelenken hörbar, besonders beim passiven Aufheben des Armes. Es gibt Fälle, in denen die Geräusche wahrnehmbar sind, bevor noch irgendwelche subjektive Gelenkschmerzen auftreten. Diese Geräusche sind das wertvollste objektive Anzeichen der Erkrankung. Schließlich werden die Bewegungen in den Gelenken immer stärker gehemmt und sind mit heftigen Schmerzen verbunden. Dabei erweitert sich gelegentlich der Umfang der erkrankten Schulter gegenüber der gesunden Seite und man fühlt eine elastische Schwellung. Die Röntgenaufnahme läßt gelegentlich aber nicht immer Verknöcherungen in der Gelenkkapsel erkennen. In vorgeschrittenen Fällen werden auch die Schultergelenkflächen des Oberarmknochens angegriffen und abgeschliffen, der Arm wird zur Arbeit völlig unbrauchbar. Vor zehn Arbeitsjahren treten wahrnehmbare Veränderungen anscheinend nicht auf. Persönliche Geschicklichkeit des Arbeiters, das Gewicht der Hämmer, Arbeitsunterbrechungen sind von Einfluß auf die Zeitspanne bis zum Auftreten der ersten Beschwerden. Schmerzen am Arm, die mit Kopfweh und Schlaflosigkeit verbunden sein können, werden schon früher geklagt.

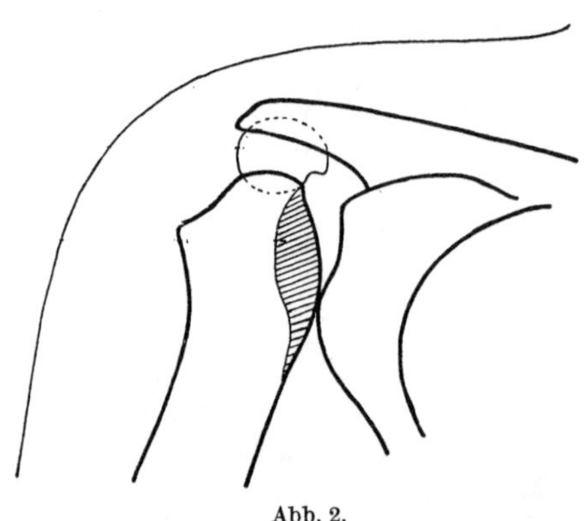

Abb. 2.

Nach jahrelanger Arbeit mit Preßluftwerkzeugen können auch nervöse Erkrankungen mit starker Störung der Motorik der Hände und Arme auftreten. In der Arbeitshand beginnend, aber auf die andere Seite übergreifend, stellen sich ständige Zitterbewegungen namentlich in der Ruhe bemerkbar, ein. Es ist kein eigentlicher Intentionstremor, die Weiterarbeit ist noch lange möglich, schließlich aber werden auch die willkürlichen Bewegungen unsicher, und die Schrift wird zitterig. Das Krankheitsbild ähnelt dem der Paralysis agitans, es fehlen aber Muskelrigidität, alle Haltungsstörung, spastischer Gang, sowie Pro- und Retropulsionen. Die Reflexe sind normal, kurz es bestehen keine Anzeichen einer Herd- oder Systemerkrankung. Dabei ist das Leiden bestimmt nicht psychogener Natur, sondern zu erklären als eine Überanstrengung der von der langdauernden heftigen rhythmischen Erschütterungen getroffenen Muskeln und Nerven im Sinne der Edingerschen Aufbrauchstheorie. Vasomotorische Störungen, Kaltwerden der Hände, können vorausgehen. Schultergelenkveränderungen und Muskelschwund sind meist gleichzeitig vorhanden. Nervöse Erkrankungen allein berechtigen nicht zur Entschädigung.

Der Verfasser konnte die beschriebenen Veränderungen nur bei Eisenarbeitern nachweisen, welche mit Preßluftwerkzeugen regelmäßig hantierten, nicht aber bei Steinarbeitern. Es mag dies daran liegen, daß die Erschütterungen beim Eisenhämmern stärker sind, vor allem aber daran, daß die befragten Steinarbeiter immer mit mehr oder mindergroßen Unterbrechungen der Bohrarbeit oblagen, so daß den beanspruchten Knochen, Muskeln und Gelenken genügend Zwischenzeit zur Erholung gewährt war.

Die Erwerbsfähigkeit ist zunächst nicht aufgehoben, die Schmerzen, die bei langer Arbeit empfunden werden, sind noch erträglich, die Arbeiter äußern sogar den Wunsch, die lohnende Arbeit nicht aufzugeben. Dennoch ist ihnen dringend die Arbeitsunterbrechung anzuraten, wenn knarrende Geräusche in der Schulter vorhanden sind, da nur dann ein weiteres Fortschreiten verhütet und vielleicht auch eine Rückbildung der Veränderung erzielt werden kann. Es kann der Fall eintreten, daß eine Erwerbsbeschränkung überhaupt noch nicht vorliegt, daß aber dennoch im Sinne des § 5 der Verordnung vom 11. II. 1929 anzuraten ist, eine Übergangsrente von nicht zu kurzer Dauer zu gewähren.

Prof. Dr. **Holtzmann**-Karlsruhe.

Erkrankungen durch Thomasschlacke.

Die Thomasschlacke entsteht als Abfallprodukt bei dem, von Thomas und Gilchrist erfundenen, als Thomasverfahren bezeichneten Eisenveredelungsprozeß. Das phosphorhaltige Roheisen wird bei reichlichem Luftzutritt unter Zusatz von kohlensaurem Kalk (Dolomit) geschmolzen. Der Phosphor vereinigt sich mit dem Kalk zu tertiärem Kalkphosphat [$Ca_3(PO_{4/2}$]. Außerdem enthält die Schlacke noch etwa 10—20 vH gebrannten Kalk und mechanisch beigemengte Eisenteilchen. Mikroskopisch zeigt sie äußerst scharfkantige Teilchen. Es entstehen große Mengen Schlacke, auf 1 Tonne Roheisen kommen etwa $^1/_4$ Tonne Schlacke. Zuerst wurde sie als lästiger Abfall betrachtet, aber bald erkannte man den Wert als Düngemittel, der durch den hohen Gehalt an löslicher Phosphorsäure und Kalk bedingt ist. Da die Wirksamkeit von der Feinheit des Vermahlens abhängt, so muß die Thomasschlacke als feinster Staub (Thomasmehl) verwendet werden. Sie wird deshalb in besonderen Mühlen vermahlen. Die flüssige Schlacke erstarrt zuerst in Forman, die glühenden Blöcke werden auf Halden geschüttet, wo sie in Stücke zerfallen. Von hier aus wird die Schlacke den Mühlen zugeführt, wo sie zuerst in Grobbrechern, dann in Mahlverrichtungen verschiedener Art zerkleinert wird. Der entstehende Staub wird durch Windsichter in der nötigen Feinheit abgeführt und durch besondere Packvorrichtungen in Säcke verpackt.

Bald stellte sich heraus, daß in den Thomasmühlen eine starke Häufung von Lungenerkrankungen auftrat. In den Berichten der Gewerbeaufsichtsbeamten aus den Jahren 1887—89 wird darauf aufmerksam gemacht, 1889 beschrieb Ehrhard (Festschrift zum 50 jährigen Bestehen des Ärztevereins Frankental) 20 Fälle von Lungenleiden, es handelte sich um 14 Fälle von lobärer und 6 von Bronchopneumonie. Die Erkrankungen traten in jener Zeit sehr häufig auf. In einzelnen Betrieben erkrankte fast die Hälfte aller Arbeiter, die Mortalität betrug 50 vH. Auch jetzt ist die Erkrankungshäufigkeit und Sterbeziffer unter den Arbeitern in Thomasschlackenmühlen noch sehr hoch, nach den Feststellungen von Leymann (Syrup: Handbuch des Arbeiterschutzes und der Betriebssicherheit, Bd. III, S. 212), waren im Regierungsbezirk Düsseldorf in vier Thomasmühlen in den Jahren 1818—1924 insgesamt 2931 Vollarbeiter beschäftigt, d. h. durchschnittlich jährlich (1923 fällt aus) 490 Arbeiter, auf diese entfielen 2999 Krankheitsfälle, d. h. jährlich 500 = 102 vH. Auf Erkrankungen der Atmungsorgane entfielen 28,3 vH. Aus den Jahren 1920—22 habe ich in 14 Hütten- und Walzwerken des Ruhrbezirkes eine durchschnittliche Erkrankungshäufigkeit von 46,4 Erkrankungen, darunter fünf der Atmungsorgane auf 100 Arbeiter festgestellt (Eisenindustrie im II. Bd. des Handbuches der sozialen Hygiene von Gottstein, Teleky, Schloßmann).

Auch sind die Todesfälle an Lungenentzündung wesentlich erhöht, In den oben genannten Jahren sind in Thomasschlackenmühlen 57 Arbeiter, d. h. fast 2 vH an Lungenentzündung gestorben. Bei den Bergarbeitern, die die höchste Zahl von Todesfällen an Lungenentzündung aufweisen, betrug nach Heymann u. Freudenthal (Morbidität und Mortalität der Bergleute im Ruhrgebiet) die Sterblichkeit an Lungenentzündung in den Jahren von 1918—22 insgesamt 3435, d. h. durchschnittlich jährlich 695 von einer Belegschaft von 474000 Vollarbeitern gleich 0,15 vH. Die Differenzen sind derart, daß von einer Zufälligkeit keine Rede sein kann. Es unterliegt keinem Zweifel, daß die Erkrankungsziffern und auch die Sterblichkeit an akuten Leiden der Atmungsorgane bei den Thomasmüllern weit über dem Durchschnitt stehen.

Die pathologisch-anatomischen und klinischen Feststellungen ergaben typische Pneumonien (Enderlen: Münch. med. Wschr. 1892), ebenso konnte auch Opitz (Z. gerichtl. u. soz. Med. 1919) keine Unterschiede gegenüber der typischen Pneumonie feststellen. Koelsch erwähnt (Allg. Gewerbehygiene aus Weyl: Handb. d. Hyg. Bd. VII, 1914, S. 275) allerdings schwärzlichen Auswurf, sowie als pathologisch-anatomischen Befund Geschwüre auf der Schleimhaut der Bronchien, die zum Teil ineinander fließen.

Durch die Einatmung von Thomasschlackenstaub werden also akute Lungenentzündungen hervorgerufen. Sie können in Form der typischen kruppösen und der Bronchopneumonie auftreten. Weder klinisch noch anatomisch sind bisher Abweichungen gegenüber der typischen Pneumonie gefunden worden, wie aus der recht spärlichen Literatur und den von mir in Krankenanstalten des Ruhrbezirkes angestellten Erhebungen hervorgeht. Auf die abweichenden Angaben von Koelsch ist schon oben hingewiesen.

Im Auswurf und auch im Lungenpreßsaft ist der Pneumokokkus Fränkel-Weichselbaum gefunden worden. Eine Erzeugung einer Lungenentzündung durch Thomasschlacke ist im Tierversuch bisher noch nicht gelungen.

Über die Pathogenese der Lungenentzündung herrscht noch völlige Unklarheit, es stehen sich hier die Theorien von einer mechanischen Reizwirkung des Staubes, und von einer Ätzwirkung des Kalkes gegenüber. Man kann sich das Zustandekommen der Erkrankung so vorstellen, daß die in der Schlacke enthaltenen feinsten, scharfkantigen Eisenteilchen kleinste Verletzungen der zarten Schleimhaut der Bronchiolen bewirken und daß der Ätzkalk reizend einwirkt, so daß kleine Geschwüre entstehen, von denen dann die Infektion der Lungen ausgeht. Freilich ist auch dadurch das Zustandekommen einer Erkrankung nicht restlos erklärt, gerade vom Kalk wissen wir, daß er die natürliche Immunität des Körpers stärkt und es ist doch eine merkwürdige Erscheinung, daß gerade durch die Einwirkung des Thomasschlackenstaubes der zum großen Teil aus Kalk besteht, die Widerstandskraft gegen den Pneumokokkus so sehr beeinträchtigt ist. Jedenfalls ist die Lungenentzündung sicher eine Reaktion auf die Einwirkung des Staubes der Thomasschlacke als solcher, weder in der Kalk- und Zementindustrie, wo viel ätzkalkhaltiger Staub in der Luft ist, noch in den sonstigen Betrieben der Eisenindustrie kommt eine derartige Häufung von Lungenentzündungen vor. Nicht einmal unmittelbar an den Konvertern, in denen der Thomasstahl erzeugt wird und wo die Arbeiter, namentlich in älteren Betrieben beim Blasen einer ganz erheblichen Staubwirkung ausgesetzt sind, sind derartige Häufungen von Lungenentzündungen beobachtet. Es wird Aufgabe der Forschung sein, festzustellen, wie die Lungenentzündungen in den Thomasschlackenmühlen entstehen und ob es irgendein Kennzeichen gibt, das differentialdiagnostisch zwischen einer Spontanpneumonie und der Pneumonie durch Einwirkung von Thomasschlacke Anwendung finden kann. Solange es ein derartiges Kennzeichen nicht gibt, wird man sämtliche Pneumonien bei Thomasschlackenarbeitern als Berufskrankheit auffassen müssen. Man wird dabei von der Überlegung ausgehen müssen, daß infolge der Häufigkeit dieser Erkrankungen bei Thomasschlackenmüllern die überwiegende Wahrscheinlichkeit für eine Erkrankung durch Thomasmehl spricht. Für Anerkennung als Berufskrankheit wird neben der ärztlichen Feststellung einer akuten fieberhaften Lungenerkrankung die Feststellung erforderlich sein, ob und inwieweit der Arbeiter im Betriebe der Einwirkung von Thomasschlackenstaub ausgesetzt ist. Diese Feststellung wird am besten durch einen Arzt vorgenommen, der die nötige Betriebskenntnis hat und über Vergleichsmöglichkeiten verfügt.

Als Berufskrankheiten anzusehen und daher meldepflichtig sind nur die Erkrankungen, die durch den Staub von Thomasschlacke als solcher hervorgerufen werden. Dies sind ausschließlich die akuten Entzündungen der tieferen Luftwege und der Lunge. Erkrankungen, die nicht für Thomasschlacke spezifisch sind, sondern auf einer allgemeinen Staubwirkung beruhen, fallen nicht unter die Verordnung. Es sind also nicht als Berufskrankheit anzusehen z. B. Asthma, chronische Bronchitiden und Bronchiektasien, die auch bei Arbeitern, die der dauernden Wirkung anderer Staubarten ausgesetzt sind, häufiger vorkommen. Nur wenn sich derartige Leiden an akute Erkrankungen anschließen, können sie als Folge einer Berufskrankheit angesprochen werden. Auch Tuberkulose kann nicht als Folge einer Thomasschlackenstaubwirkung angesprochen werden, da über eine die Erkrankung an Tuberkulose begünstigende Wirkung des Thomasschlackenstaubes nichts bekannt ist. Nur wenn eine bestehende Tuberkulose in ihrem Ablauf durch eine Thomasschlackenpneumonie in ihrem Ablauf wesentlich ungünstig beeinflußt wird, kann die Entschädigungspflicht der Berufsgenossenschaft eintreten, in diesem Falle ist aber die Pneumonie und nicht die Tuberkulose die Berufskrankheit. Staublungenerkrankungen im Sinne der Ziffer 16 der Anlage zur Verordnung vom 11. II. 1929 sind bisher bei Thomasschlackenarbeitern nicht beobachtet worden.

Die Erkrankungshäufigkeit unter den Arbeitern ist unmittelbar abhängig von der Menge des Staubes, der sie bei ihrer Arbeit ausgesetzt sind, d. h. je besser der Betrieb eingerichtet ist, desto weniger Erkrankungen kommen vor. Dies kann tatsächlich durch einen Vergleich verschiedener Betriebe festgestellt werden.

Zum Schutz der Arbeiter ist daher für Thomasmühlen eine besondere Verordnung erlassen [Bekanntmachung des Reichskanzlers betr. die Einrichtung und den Betrieb gewerblicher Anlagen, in denen Thomasschlacke gemahlen oder Thomasschlackenmehl gelagert wird vom 3. VII. 1909 und 23. XII. 1911 (RGBl. 1909, S. 543 und 1912, S. 1153)]. Sie enthält Vorschriften über die Vermeidung und Beseitigung von Staub, die Reinigung der Arbeitsräume, die Bereitstellung von Wasch- und Baderäumen, das Verbot der Beschäftigung von männlichen Arbeitern unter 18 Jahr und Arbeiterinnen in Räumen, in denen sie dem Staub ausgesetzt sein können, sowie über die Arbeitszeit. Die Arbeiter sollen vor ihrem Eintritt in den Betrieb und während der Dauer ihrer Beschäftigung durch einen besonders dazu bestellten Arzt überwacht werden. Die laufenden Untersuchungen sollen monatlich erfolgen, dabei sollen Arbeiter, die Anzeichen von Erkrankungen der Atmungsorgane oder von Alkoholismus zeigen, aus dem Betrieb entfernt werden.

Die beste Vorbeugung ist die Hygiene der Arbeitsräume, ihre Sauberhaltung, sowie die möglichste Vermeidung der Staubentwicklung.

Gewerbemedizinalrat Dr. **Beintker**-Münster i. W.

Schwere Staublungenerkrankungen (Silikose).

Mit 4 Abbildungen.

Staubbeimischungen zur Atemluft können die Atemwege, die Lungen, den Gesamtorganismus in der verschiedensten Weise schädigen. So können je nach der Art des eingeatmeten Staubes Schleimhautkatarrhe, Lungenentzündungen, asthmatische Zustände, Vergiftungen entstehen. Als Staublungenerkrankung in engerem Sinne (Pneumonokoniose) wird die nach der Einatmung bestimmter gewerblicher Staubarten auftretende Fibrose der Lungen bezeichnet. Da die schweren Formen dieser Erkrankung fast ausschließlich nach der Einatmung quarzhaltigen Staubes beobachtet werden, so hat sich neuerdings die Bezeichnung „Silikose" dafür eingebürgert (Quarz = Siliciumdioxyd). Durch die Verordnung vom 11. II. 1929 sind diese Silikosen, soweit sie in bestimmten, der Gefährdung durch Quarzstaub besonders ausgesetzten Betrieben erworben sind, als entschädigungspflichtige Berufskrankheiten anerkannt worden. In der Verordnung sind folgende Betriebe aufgeführt:

a) Betriebe der Sandsteingewinnung, Bearbeitung und Verarbeitung. Es fallen hierunter die Arbeiten in den Sandsteinbrüchen selbst, in denen nicht nur die Steine gebrochen, sondern auch größtenteils schon zu Blöcken, Mühlsteinen und anderem bearbeitet werden, die Arbeiten in den außerhalb der Steinbrüche gelegenen Steinmetzwerkstätten und schließlich alle, am Ort der Verwendung (z. B. Häuserbau) geschehenden Sandsteinbearbeitungen.

b) Metallschleifereien. Die Gelegenheit zur Entstehung der Staublunge gibt hier besonders die Arbeit am Schleifstein aus Sandstein, und zwar scheint das Naßschleifen in dieser Hinsicht gefährlicher zu sein als das Trockenschleifen (Lochtkemper). Schleifen am künstlichen Schleifstein, der aus Korund oder Siliziumkarbid besteht, Polieren, Pliesten bedingen geringere Entwicklung eines Staubes, der nur wenig Quarz enthält und schädigen die Lunge weniger.

c) Porzellanbetriebe. Das Porzellan wird aus einer Mischung von Kaolin, Feldspat und Quarz gewonnen. In den Arbeitsräumen ist daher Gelegenheit zur Einatmung quarzhaltigen Staubes gegeben. Die eigentlichen Porzellanarbeiter (Porzelliner) sind der Schädigung mehr ausgesetzt als Porzellanmaler, Packer usw.

d) Betriebe des Bergbaues. Die Gefahr der Silikose ist besonders für diejenigen Bergarbeiter gegeben, die in quarzreichem Gestein (Sandstein) Bohrungen und Sprengungen vornehmen. Im Kohlenbergbau sind es vorwiegend die sogenannten Gesteinshauer, die in das zwischen den Kohlenflözen liegende, oft quarzhaltige Gestein mit Preßlufthämmern Bohrlöcher bohren und das Gestein sprengen, während die eigentlichen Kohlenhauer der Einatmung von Quarzstaub weniger ausgesetzt sind. Der Kohlenstaub allein pflegt kaum schwerere Lungenfibrosen hervorzurufen. Da neuerdings auch mitunter die Kohlenhauer bei der Entfernung des „Nebengesteins" Gesteinsbohrungen ausführen, so können auch sie unter Umständen quarzhaltigen Staub in beträchtlichen Mengen einatmen. Ob das seit einigen Jahren geübte Ausstreuen von Gesteinsstaub zum Schutz gegen Kohlenstaubexplosionen auf die Lunge schädigend einwirkt, läßt sich bei der Kürze der Beobachtungszeit bisher nicht sagen.

In Erzgruben mit quarzreichem Muttergestein sind wohl alle mit dem Bohren und Hauen beschäftigten Arbeiter der Gefahr der Silikose ausgesetzt.

Da die an Silikose Leidenden erfahrungsgemäß häufig an Tuberkulose erkranken und die räumliche Abgrenzung der tuberkulösen von der silikotischen Veränderungen im Einzelfalle oft unmöglich ist, so bezieht die Verordnung die mit einer schweren Staublungenerkrankung zusammentreffende Lungentuberkulose (Staubtuberkulose) in die Entschädigungspflicht mit hinein.

Pathologie der Staublungenerkrankung.

Der größte Teil des der Atemluft beigemischten Staubes wird von den Schleimhäuten der Luftwege und in die staubgefüllten Alveolen auswandernden Phagozyten abgefangen und durch die Bewegung des Flimmerepithels, Husten, Schnauben wieder aus dem Körper herausbefördert. Nur ein Teil der feinsten Staubteilchen (meist zwischen 0,5 und 5 μ Durchmesser) dringt, eingeschlossen in Phagozyten, in das Lungengewebe ein und wird in den peribronchialen und perivaskulären Lymphbahnen zu den Hilusdrüsen und der Pleura transportiert. Durch diesen Abtransport vermag die Lunge sich erheblicher Staubmengen zu entledigen. Bei jahrelanger Einatmung sehr großer Staubmengen und besonders dann, wenn es sich um Quarzstaub handelt, sammeln sich schließlich bedeutende Staubmengen in den Lymphbahnen an und führen hier zur Entwicklung eines zuerst zellreichen, später fibrösen Gewebes, das zunächst um die Gefäße und Bronchien herum, dann auch in Form kleiner selbständiger Knoten in Lunge, Pleura und Hilusdrüsen auftritt. Die Knötchen können sehr zahlreich werden, schließlich zu derben großen Schwielen konfluieren. Infektiöse Prozesse, besonders die Tuberkulose, können sich hinzugesellen und das Krankheitsbild komplizieren. Tuberkulose und Silikose mischen sich dann oft so innig, daß es selbst anatomisch schwer sein kann, im einzelnen die Prozesse gegeneinander abzugrenzen (Staubtuberkulose, Tuberkulo Silikose). Ist es einmal zur Ausbildung einer schweren Staublunge gekommen, so schreitet der Prozeß nicht selten auch nach Aufhören der Arbeit fort. Er kann schließlich durch die komplizierende Tuberkulose oder auch durch eine sich an die ausgedehnte Lungenfibrose anschließende Herzinsuffizienz zum Tode führen.

Die Silikose pflegt erst nach jahrelanger Einatmung quarzhaltigen Staubes aufzutreten. Nur selten weist ein Staubarbeiter nach weniger als 5 Jahren schon Erscheinungen der Krankheit auf, nach 5 bis 10jähriger Tätigkeit treten sie öfter auf, nach mehr als 10jähriger Tätigkeit häufen sie sich beträchtlich. Aber auch nach jahrzehntelanger Staubeinatmung bleiben einzelne Arbeiter von der Erkrankung frei, so daß eine gewisse Disposition zum Zustandekommen der Erkrankung erforderlich zu sein scheint.

Klinik der Silikose.

Die beginnende Lungenfibrose pflegt zunächst keine subjektiven Krankheitserscheinungen zu machen, verrät sich aber schon frühzeitig

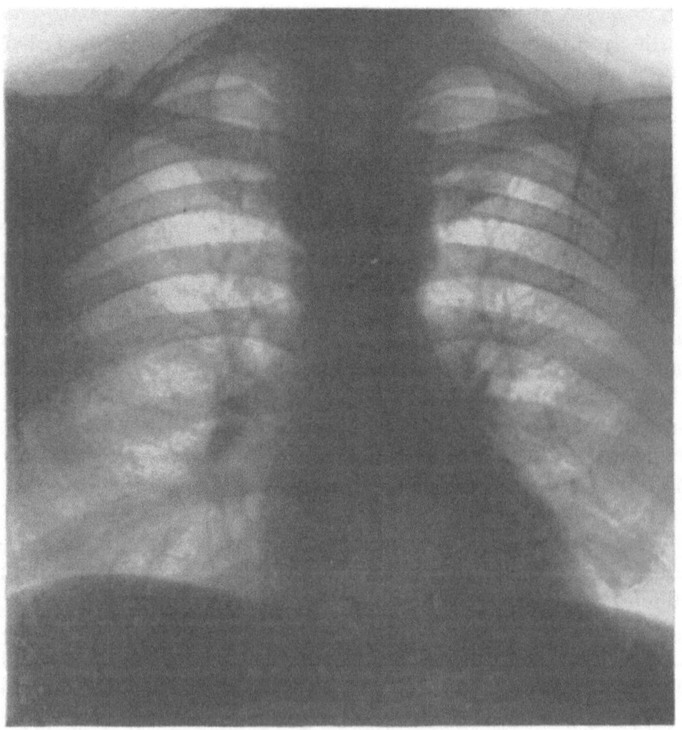

Abb. 3. Staublunge, beginnendes feinfleckiges Stadium. 43jähriger Hauer, früher Gesteinsarbeit, jetzt Kohlenhauer. Beschwerdefrei. Lungen und Herz klinisch normal. Vitalkapazität 3500 ccm. Brustumfang 93/100.

im Röntgenbild. Die erste sichere röntgenologische Erscheinung der Silikose ist das Auftreten zahlreicher feiner (etwa stecknadelkopfgroßer) Flecke in beiden Lungenfeldern (I. Stadium)[1]. Oft werden zunächst die Mittelfelder befallen, das rechte mitunter stärker als das linke, bald aber

[1] Stadieneinteilung nach Koelsch und Kaestle.

pflegen alle Lungenteile annähernd gleichmäßig von diesen feinen dichtstehenden Fleckchen durchsetzt zu sein, auch die Spitzenfelder lassen oft einige kleine Flecke erkennen. Der Klopfschall ist kaum verändert. Eine auskultatorisch wahrnehmbare, trockene Bronchitis kann in diesem Stadium vorhanden sein, häufiger ist aber, wenigstens bei Bergleuten, das Atemgeräusch unverändert. Husten und Auswurf pflegen

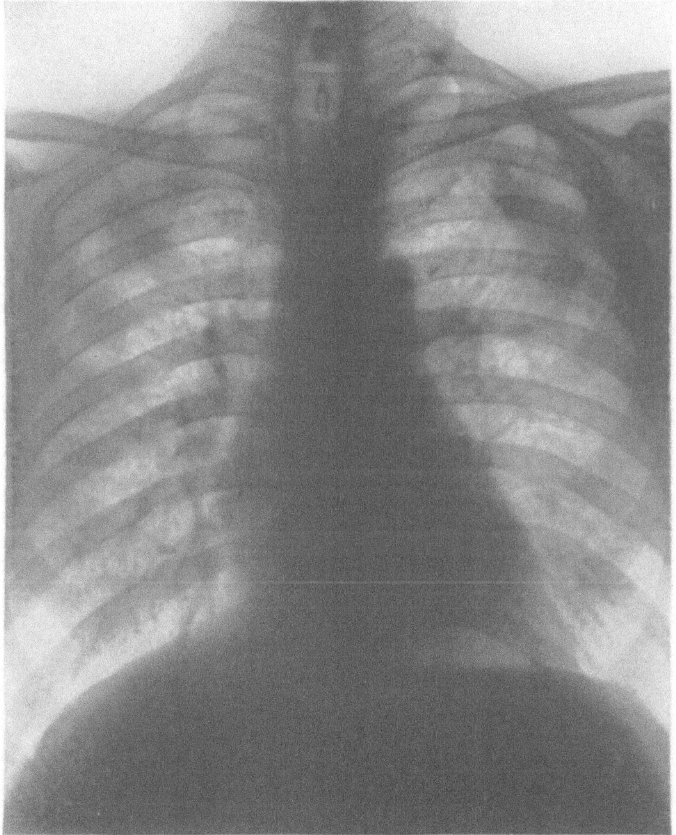

Abb. 4. Feinfleckige Staublunge mit symmetrischen infraklavikulären Schwielen. 52jähriger Berginvalide, hat 27Jahre als Gesteinshauer gearbeitet, seit 1 Jahr wegen Atemnot arbeitsunfähig. Gut genährt, wenig Husten, kein Auswurf. Leichte Schallverkürzung beiderseits in der Mohrenheimschen und der Achselgrube. Unreines Atemgeräusch, kein Rasseln. Brustumfang 92/97 cm.

bei Bergleuten mit beginnender Silikosis kaum stärker zu sein als bei anderen. In manchen anderen Staubberufen, so bei den Schleifern, scheint die beginnende Silikose häufiger mit einer Bronchitis verbunden zu sein.

Diesem sogenannten I. Stadium der Staublunge geht manchmal ein Vorstadium voraus, in dem noch keine deutliche Fleckung erkennbar ist, die Fibrose der perivaskulären und peribronchialen Lymphbahnen sich aber durch eine Vermehrung der Lungenzeichnung erkennen läßt, die bis an den Rand des Brustkorbes zu verfolgen ist, sich vielfach verzweigt und dabei oft netz- oder wabenförmige Bilder liefert. Die vom Hilus ausgehenden Stränge sind verdickt, der Hilusschatten selbst ist mitunter vergrößert. Da die gleichen Bilder bei chronischer Bronchitis und Stauungszuständen auftreten, so ist die sichere Diagnose einer be-

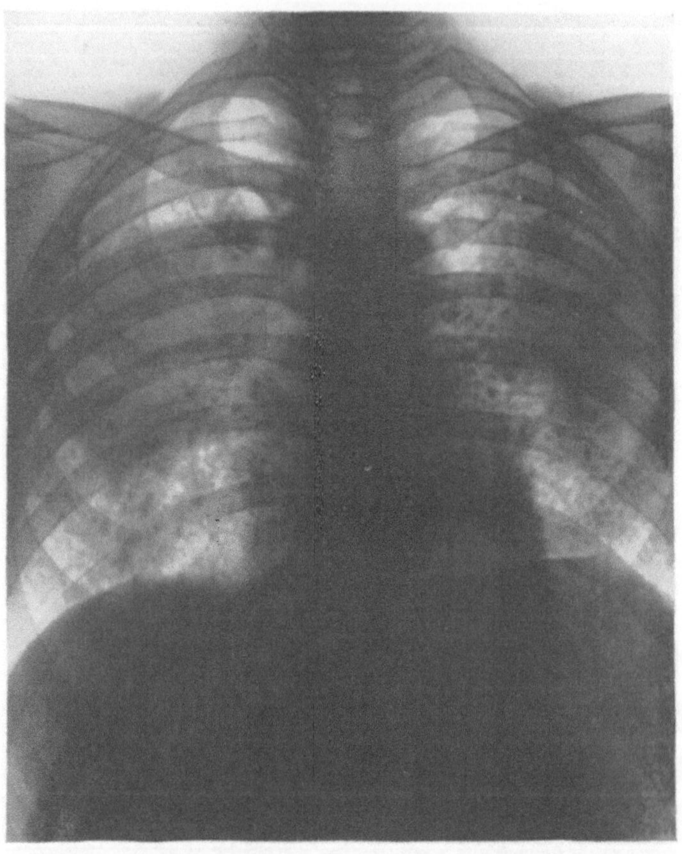

Abb. 5. Hochgradige Staublunge. Ausgedehnte symmetrische Schwielen beiderseits seitlich vom Mittelschatten und Fleckung der übrigen Lungenabschnitte. Zwerchfellverwachsungen. Spitzen fast frei. 41jähriger Berginvalide. Hat 18 Jahre als Gesteinshauer gearbeitet, später als Tagesarbeiter. Seit 1 Jahr arbeitsunfähig. Starke Kurzatmigkeit, wenig Husten, kein Auswurf. Gut genährt. Schallverkürzung beiderseits in den seitlichen Lungenteilen. Atemgeräusch über den oberen Lungenabschnitten bronchovesikulär. Kein Rasseln. Vitalkapazität 2000 ccm. Brustumfang 91/93 cm.

ginnenden Staublunge aus der Vermehrung der Lungenzeichnung allein kaum möglich. Die verstärkte Lungenzeichnung ist meist auch zu Beginn des feinfleckigen Stadiums noch zu erkennen; je zahlreicher die Flecke werden, desto mehr wird sie durch diese verdeckt.

Im weiteren Verlauf der Erkrankung werden die Knötchen zahlreicher und dichter, die röntgenologisch erkennbaren Fleckchen nehmen entsprechend an Zahl und Größe zu, der Luftgehalt der Lungenfelder erscheint so erheblich vermindert. An einzelnen Stellen beginnen die Flecke zu konfluieren (II. Stadium) und bilden allmählich größere, meist

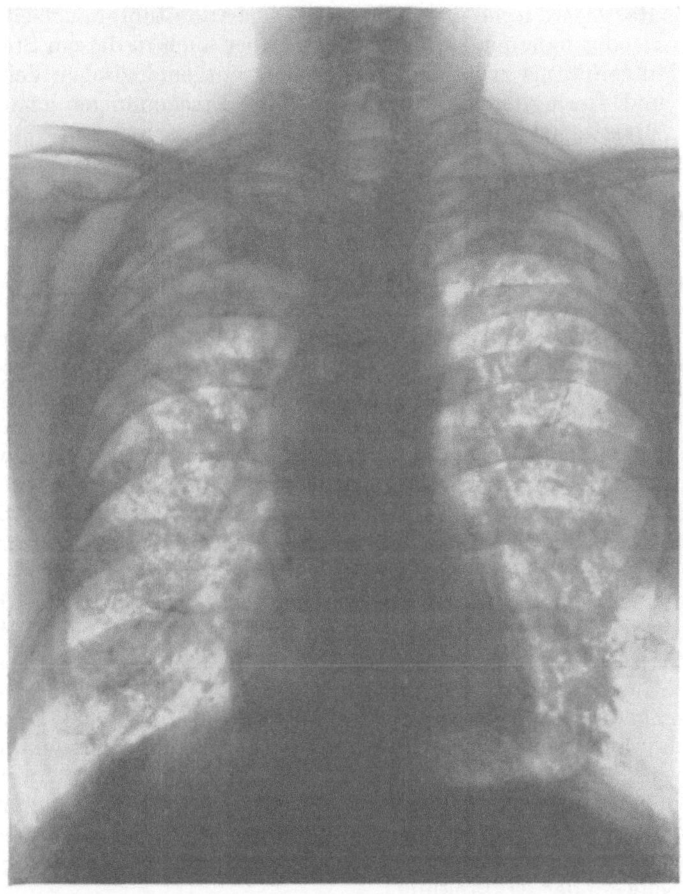

Abb. 6. **Schwere Staublunge mit Tuberkulose.** Dichte Fleckung beider Lungenfelder. Intensive Verschattung der oberen Lungenabschnitte, rechts ausgedehnter als links. Cavernenbildung rechts oben. Zahlreiche Zwerchfell- und Perikardverwachsungen. 53jähriger Hauer, hat 6 Jahre als Gesteins-, dann als Kohlen-, zuletzt als Reparaturhauer gearbeitet. Berginvalide seit 4 Jahren. Atemnot. Gewichtsabnahme. Wenig Husten und Auswurf. Im Auswurf zeitweise Tbc. +. Schallverkürzung beiderseits oben bis zur 3. Rippe bzw. Schulterblattmitte. Eingesunkene Ober- und Unterschlüsselbeingruben. Bronchialatmen über beiden Spitzen, über der rechten feuchte Rasselgeräusche nach Husten. Vitalkapazität 2600 ccm. Brustumfang 87/92 cm.

symmetrische Schattenmassen, besonders häufig beiderseits infraklavikulär seitlich oder in den Seitenteilen der Mittelgeschosse, nicht selten auch seitlich vom unteren Teil des Hilusschattens. Zahlreiche kleine Verwachsungen an den Zwerchfellkuppen werden erkennbar. Der Träger der Veränderungen klagt öfter über trockenen Husten, etwas zähen schleimigen Morgenauswurf und Atemnot bei der Arbeit. Die Ausdehnungsfähigkeit des Thorax und die Vitalkapazität vermindern sich. Der Schall über den oberen und mittleren Lungenteilen kann leiser werden, das Atemgeräusch oft abgeschwächt, mitunter verschärft; trockene Rasselgeräusche sind nicht selten hörbar, mitunter auch einzelne knackende oder feine feuchte Geräusche. Aber auch in diesem Stadium ist das Mißverhältnis zwischen Schwere der röntgenologischen Veränderungen und Geringfügigkeit der klinischen Erscheinungen charakteristisch. Das wichtigste klinische Merkmal ist die Arbeitsdyspnoe als Folge der Starre und der fibrösen Umwandlung der Lunge.

Beim weiteren Fortschreiten der Erkrankung bilden sich ausgedehnte große Teile der Lungen einnehmende Schwielen, die sich röntgenologisch in großen, annähernd symmetrischen, dichten, flächenhaften Schatten ausprägen (III. Stadium). Diese Schwielen bevorzugen die seitlichen Teile des Mittel- und Obergeschosses. Durch ihre Schrumpfung entwickelt sich in den Nachbargebieten ein ausgesprochenes Emphysem mit vermehrter Strahlendurchlässigkeit. So erscheint oft das Untergeschoß, nicht selten auch die Gegend zu beiden Seiten des Mittelschattens, stark lufthaltig. Die früher vorhandene feine Fleckung wird dadurch undeutlicher, dafür treten derbe Stränge hervor, die von den seitlichen Schwielen zum Zwerchfell oder auch zum Hilus ziehen. Die Zwerchfellkuppen weisen zahlreiche Verwachsungen auf, sie sind oft verzogen, ebenso wie der Hilusschatten, die Luftröhre, das Perikard, der ganze Mittelschatten. In den schwersten Fällen erscheinen nur noch ganz kleine Reste der Lungenfelder lufthaltig. Klinisch bestehen jetzt meist deutliche Dämpfungen über den oberen und mittleren Lungenabschnitten, das Atemgeräusch ist leise oder auch verschärft, seltener bronchial. Rasselgeräusche, auch feuchte, können häufiger werden. Der Thorax ist starr, die Atemexkursion sehr gering. Es besteht eine dauernde Dyspnöe, auch schon in der Ruhe. Nicht selten gesellt sich schließlich eine Herzinsuffizienz hinzu, es kommt zu Stauungsbronchitis, Leberschwellung, Ödemen, starker Zyanose. Der Kranke geht an Atem- und Herzinsuffizienz zugrunde. Der Ernährungszustand pflegt sehr lange gut zu bleiben, oft übermäßig zu sein. Auch das gute Aussehen steht oft in Widerspruch zu der Schwere der Erkrankung.

Komplikation mit Tuberkulose.

Sehr häufig verbindet sich eine tuberkulöse Infektion mit der Silikosis, besonders ihren schweren Formen. Klinisch kann sich diese durch Fieber, Abmagerung, häufigeres Bluthusten, Nachtschweiße, Beschleunigung der Senkungsreaktion, stärkeres Hervortreten zunächst meist einseitiger katarrhalischer und infiltrativer Prozesse erkennbar machen. Das Röntgenbild läßt eine gleichzeitige Tuberkulose vermuten, wenn neben der ausgebreiteten feinen Fleckung beider Lungenfelder größere einseitige Schattenmassen sich entwickeln, oder die Spitzengebiete stärkere Veränderungen aufweisen als die übrigen Lungenteile. Aber auch bei symmetrischer Anordnung der Schwielen ist oft genug bei längerer

Beobachtung eine Tuberkulose festzustellen. Der Nachweis der die Diagnose sichernden Tuberkelbazillen gelingt meist erst spät. Die Bazillen pflegen lange Zeit nur sehr spärlich im Sputum aufzutreten. Durch sorgfältige klinische und röntgenologische Beobachtung und oft wiederholte Sputumuntersuchung gelingt es in einem sehr erheblichen Teil der schwereren Staublungenerkrankungen, die Mitwirkung der Tuberkelbazillen nachzuweisen, eine Tuberkulo-Silikosis festzustellen. Die Autopsie deckt bei Staubkranken nicht selten eine Tuberkulose auch dort noch auf, wo im Leben der Nachweis nicht gelungen war.

Differentialdiagnose.

Das Bild der kleinknotigen Silikose ist durch das feinfleckige Röntgenbild und die Armut an sonstigen klinischen Symptomen charakterisiert. Die Miliartuberkulose, die seltene miliare Karzinose der Lungen und die neuerdings beschriebene miliare Infarzierung der Lungen bei Stauungszuständen können zwar ein sehr ähnliches Röntgenbild hervorrufen, die Beobachtung der klinischen Symptome schützt aber vor Verwechslungen.

Gröbere, hilusnahe, silikotische Knoten können gelgentlich tumorähnliche Bilder erzeugen. Die feine Fleckung der übrigen Lungenabschnitte bei der Silikose erlaubt aber auch hier die Diagnose.

Auch die Abgrenzung der (nicht entschädigungspflichtigen) reinen Tuberkulose eines Staubarbeiters ohne Silikose von der Silikose bzw. Tuberkulo-Silikosis ist meist möglich. Die mehr apikale und zunächst meist einseitige Entwicklung der Tuberkulose, das Fehlen der gleichmäßigen feinen Fleckung erlaubt meist röntgenologisch ihre Erkennung. Klinisch sprechen das frühzeitige Auftreten einseitiger Veränderungen des Klopfschalles und Atemgeräusches, einseitiger klingender Rasselgeräusche, frühzeitige Allgemeinsymptome (Abmagerung, Fieber) mehr für eine reine Tuberkulose. Immerhin kann gelegentlich eine vorgeschrittene, doppelseitige, fibröse Tuberkulose mit kleinknotiger Aussaat, besonders bei älteren Leuten, röntgenologische und klinische Veränderungen hervorrufen, die einer Silikosis des II. oder III. Stadiums oder einer Tuberkulo-Silikosis recht ähnlich sind. Ist die Entwicklung der Krankheit röntgenologisch und klinisch längere Jahre verfolgt worden, so sind solche Verwechslungen weit eher auszuschließen.

Der Begriff der schweren Staublungenerkrankung.

Nach der vorliegenden Verordnung wird nicht die Staubkrankheit an sich, sondern nur die schwere Staublungenerkrankung, soweit sie in einem der oben genannten Betriebe erworben ist, entschädigt. Als schwer in diesem Sinne dürfte meines Erachtens eine Staublungenerkrankung gelten, wenn etwa folgende Voraussetzungen erfüllt sind:

1. Die röntgenologischen Veränderungen sprechen für eine „schwere Staublunge", wenn beide Lungenfelder von einer dichten grobkörnigen Fleckung durchsetzt sind oder — auch bei ausgedehnter weniger grober Fleckung — ausgesprochene Schwielenbildung zu erkennen ist.

2. Klinisch erweist sich eine Staublungenerkrankung als schwer, sobald sie zu erheblicher Arbeitsdyspnöe führt, durch die die Leistungsfähigkeit des Erkrankten wesentlich herabgesetzt wird. Starre des Brustkorbes, erhebliche Verminderung der Vitalkapazität, stärkere Dyspnöe nach Treppensteigen oder Kniebeugen deuten auf eine schwere Erkrankung hin.

Das Vorliegen einer feinkörnigen Fleckung im Röntgenbilde allein ohne Arbeitsdyspnöe oder sonstige klinische Krankheitserscheinungen kann andererseits nicht als schwere Staublungenerkrankung betrachtet werden, ist auch prognostisch günstiger zu beurteilen.

Wo es möglich erscheint, wird der Arzt aber dahin zu wirken haben, daß auch der von feinkörniger Staubinduration Befallene die staubige Tätigkeit gegen eine andere, weniger schädliche vertauscht. Den Berufsgenossenschaften ist die Möglichkeit gegeben, eine solche Berufsänderung durch Genehmigung einer Übergangsrente zu erleichtern.

Die Aufgabe des praktischen Arztes bei der Feststellung der Silikose.

Der Arzt, der bei einem Versicherten „eine schwere Staublungenerkrankung“ oder „Krankheitserscheinungen feststellt, die den begründeten Verdacht dieser Erkrankung rechtfertigen, hat die Feststellung dem Versicherungsamt unverzüglich anzuzeigen“. Der begründete Verdacht wird sich im allgemeinen ergeben, wenn ein jahrelang der Einatmung quarzhaltigen Staubes in einem der oben genannten Betriebe ausgesetzter Arbeiter die Erscheinungen der Arbeits- oder Ruhedyspnöe darbietet und die klinische Untersuchung einen anderen zureichenden Grund hierfür (Lungentuberkulose, Herzfehler und dergleichen) nicht erkennen läßt. Es empfiehlt sich dringend, in jedem solchen Falle vor der Meldung zunächst eine gute Röntgenaufnahme von sachkundiger Stelle anfertigen und beurteilen zu lassen, da im Anfang erst das Röntgenbild eine sichere Abgrenzung gegenüber anderen Erkrankungen ermöglicht. Sache des Arztes ist es weiter, nach Möglichkeit dahin zu wirken, daß Menschen mit bereits anderweitig erkrankten Atmungsorganen (Mundatmen, chronische Bronchitis, Tuberkulose) nicht in quarzstaubgefährdeten Betrieben beschäftigt werden.

Prof. Dr. **Böhme**-Bochum.

Die Schneeberger Lungenkrankheit.

„Erzleut, Schmelzer, Knappen, welche in Erz bauen, werden bergsüchtig und fallen in die Lungensucht," sagt um das Jahr 1531 herum in seiner Schrift „Von der Bergsucht und anderen Bergkrankheiten" Paracelsus, wie Sudhoff nachgewiesen, einer der größten Ärzte aller Zeiten. Paracelsus machte seine scharfsinnigen Beobachtungen vornehmlich im Alpengebiet (Kärnten, Tirol), scheint aber auch auf seinen Wanderungen nach den skandinavischen Ländern einige Kenntnisse von den Zuständen in der „Meißnischen Region" gesammelt zu haben[1].

Hier im Lande Meißen, wo sich im Erzgebirge schon seit der Mitte des 12. Jahrhunderts ein umfangreicher Silbererzbergbau (Freiberg) entwickelt hatte, der dann mit Unterbrechungen vom Anfang des 14. Jahrhunderts (Geyer, Ehrenfriedersdorf, Wolkenstein) an bis in die Mitte und am Ende des 15. Jahrhunderts (Schneeberg, Annaberg, Marienberg) seine höchste Blüte erreichte, waren die Mala metallicorum, die Berufskrankheiten der Bergleute, wohl bekannt. Georg Agricola, geb. 1494, erst Schulrektor in Zwickau, dann Mediziner in Leipzig, Arzt in Joachimstal im Erzgebirge und seit 1531 Stadtphysikus und Bürgermeister in Chemnitz, schrieb hier sein grundlegendes Werk: De re metallica (Basel 1597). Agricola schildert u. a. die besondere Lungenerkrankung der Erzbergleute schon so anschaulich, daß sein getreuer Schüler Martin Pansa[2] — Stadtarzt von Annaberg (um 1600 herum) in seinem Werkchen „Consilium peripneumoniacum oder Ein getreuer Rat in der beschwerlichen Berg- und Lungensucht", darinnen verfaßt, was die führnehmsten Ursachen seyn derley Beschwerungen, beydes der giftigen, die vom Bergwerk entsteht: so wohl der gemeinen, die von den Flüssen herrührt: zuvor aber wie der Mensch mit der kleinen Welt und mit dem Bergwerk artlich zu vergleichen und wie beyderlei Suchten zu vertreiben seyen: Gedruckt zu Leipzig bei Lorenz Kober in Verlegung Thomae Schürers Buchhändlers, im Jahre 1614 — nichts Besseres zu tun weiß, als Agricolas lateinisch geschriebene Mitteilungen geradezu ins Deutsche zu übertragen.

---

[1] Koelsch, Fr.: Theophrastus von Hohenheim, genannt Paracelsus, Von der Bergsucht und anderen Bergkrankheiten, Berlin 1925.

[2] Thiele, A.: Martin Pansa, Sachsens ältester Gewerbearzt. Zeitschr. f. öffentl. Gesundheitspflege 1921, S. 348ff.

Pansa kennt die Schädlichkeiten, die auf die Gesundheit des Bergmannes einstürmen, nur zu genau. Nachdem er von der Feuchtigkeit mancher Gruben berichtet, kommt er auf die zu trockenen Gruben zu sprechen. „Denn der Staub, der mit Hauen bewegt und getrieben wird, so er in die Luftröhr der Lung oder unrechte Kehle fällt, so macht er ein Odem. Wenn aber derselbe Staub eine Kraft zu nagen hat, und von scharfen Mineralien entstanden ist, so ätzet er auf die zarte Lung und machet sie schleurig, drauf dann ein schleimsüchtig Fieber oder die Darre erfolgen muß.“ ... Er kennt auch eine Arbeiterschutzvorrichtung: „Desgleichen sollen sie auch weite Blasen um das Angesicht anlegen, denn durch das Mittel mag das Gestüb weder in die unrechte Kehl und Lunge gezogen werden noch in die Augen stüben.“ ... „Weiter zieht dort, wo das Gestein zunächst mit Feuer bearbeitet wird, dieses Feuer die üblen Dünste heraus, denn was giftig im Quecksilber, Kies, Kobalt und anderm Metall ist, das zeugt das Feuer heraus.“ Das ist der „böse Schwaden“, „denn dieses kalte Gift löscht die natürliche Wärme im Menschen aus und erstickte das Herz wie der Hütt- und Bleirauch den Schmelzern und Arbeitern die natürliche Feuchtigkeit austrocknet und viel in Hütten und Rösten, zumal bei Wißmutherden verlähmet und umbringet. Die Arbeiter, die solchem Unheil entrinnen, sehen ganz bleich und ‚todenfarbig‘ aus.“ ... Und nun die Krankheit der „Bergsucht“, die eine besondere Abart der „Lungensucht“ ist: „So nun das böse Wetter oder Schwaden oder Dunst in die Lung gezogen ist, so wird alles entzündet und gefaßt, hänget sich also an die Lung nicht anders wie ein Hartz auswendig an eim Baum und nach mancherley Art und Weg der Minera werden mancherley Hartz an der Lung geboren. Auch das Gehirn und der Magen kann ergriffen werden. Die wichtigsten Krankheitszeichen sind die Kurzatmigkeit, Husten, und der zähe Schleim. Mit der Zeit entstehen Geschwüre, die wegen der steten Bewegung der Lunge ‚schwerlich‘ geheilt werden können und allmählich den ganzen Körper ergreifen, namentlich, wenn sich der geschwürige Schleim im Magen ‚anleget‘.“ ...

Geschichtlich wichtig ist nun, daß schon Pansa zu einer Zeit seine Beobachtungen sammelte, wo der eigentliche Silberbergbau im Erliegen war. Dort traten „schlechte“ Erze, die man deshalb auch mit verächtlichen Namen belegte, wie Nickel, Kobalt und endlich Wismut, auf. Und gerade mit dem Abbau dieser Erze, die im 16. Jahrhundert noch als wertlos auf die Halde geworfen wurden, um mit dem neuen Aufschwung der Kobaltfarbenindustrie im 17. Jahrhundert hervorragende wirtschaftliche Bedeutung zu gewinnen, wurden die Augen der Ärzte für das besondere Krankheitsbild der Lungensucht des Bergmannes immer mehr geschärft. Das Schrifttum über die Krankheit, die dann im Kobaltfeld zu Schneeberg, im westlichen Erzgebirge südlich von Zwickau, in einem Gebiet, das sich nach Erlöschen des Silberbergbaues zum Mittelpunkte der Blaufarbenindustrie entwickelte, so häufig zu beobachten war, bringt eine Fülle von Beobachtungen, die an dem Bestehen einer besonderen „Schneeberger Bergkrankheit“ nicht mehr zweifeln ließ[1]. Wichtig ist die Tatsache, daß dort, wo lediglich Silberbergbau getrieben wurde, z. B. in Freiberg (Sachsen), durch die Jahrhunderte hin-

[1] Matthesius (Geistlicher), St. Joachimstal: 10. Bergpredigt. Sarepta 1559. — Lehmann: Historischer Schauplatz derer natürlichen Merkwürdigkeiten in dem Meißnischen Obererzgebirge 1699. — Neues und kurioses Berglexikon eines Minerophilus Freibergensis 1718. — Engelschall: Beschreibung der Exulanten- und Bergstadt Johanngeorgenstadt 1723. — D. Joh. Fr. Henckel: Von der Bergsucht und Hüttenkatze. Freiberg 1728 (1745). — C. L. Scheffler: Die Gesundheit der Bergleute. Chemnitz 1770.

durch, bis zum künstlichen Erliegen aus wirtschaftlichen Gründen, niemals auch nur ein Fall bekannt geworden ist[1].

Der im Jahre 1460 „fündig“ gewordene und seitdem ununterbrochen betriebene Schneeberger Bergbau war ursprünglich und nahezu ein Jahrhundert lang Silberbergbau, bis gegen das Ende des 16. Jahrhunderts die Bedeutung des nebenher gefundenen Kobaltoxydes für die Farbherstellung erkannt und mit Erschöpfung der Silbererzmittel der Bergbau in den Kobalt-Wismutbergbau überging. In der zweiten Hälfte des 19. Jahrhunderts spielten Uran und Nickel eine gewisse untergeordnete Rolle, seit einigen Jahrzehnten ist der Bergbau fast nur noch auf die Gewinnung von Wismuterzen gerichtet. Die „Kobalt-Nickelerze kommen als Arsenide von Kobalt und Nickel vor, wobei ein erheblicher Teil des Kobalts und Nickels durch Eisen, ein geringer Teil des Arsens durch Schwefel ersetzt ist.“ Wismut tritt in Form von gediegenem Wismut auf, das in der etwa 150 m unter der Tagesoberfläche niederreichenden Zementationszone unter dem Einfluß der Tagewässer in oxydisches und kohlensaures Wismut zersetzt oder, wie die Bergleute sagen, verockert ist. (Bergrat Fr. Schulze, Schneeberg.) Die Schächte selbst gehen bis in eine Tiefe um 300 m herum; die durchschnittliche Temperatur liegt zwischen 9—16° C.

Das Krankheitsbild ist trotz des Rückganges der Belegschaft von z. B. 547 (1902) auf 198 (1920) und 80 (1923) Mann noch heute das gleiche wie vor Jahrhunderten. Es ist das Verdienst des Knappschaftsarztes Dr. Härting[2] in Schneeberg und des Bezirksarztes Dr. Hesse[2] (seinerzeit in Schwarzenberg, später Dresden) gewesen, den auffallenden an Lungenschwindsucht (Tuberkulose) erinnernden, die Erzbergleute schon in verhältnismäßig frühem Alter, also vorzeitig berufsuntauglich, d. h. „bergfertig“ machenden Krankheitszuständen der Bergsucht mit allen Mitteln der Wissenschaft in den 60er und 70er Jahren des vorigen Jahrhunderts nachgegangen zu sein.

Von 28—32 Todesfällen im Jahr, berichtet man, waren 20—24 solche an der Schneeberger Krankheit, deren die Bergarbeiter oft schon im Alter von 40 bis 45 Jahren erlagen. Auf 16 anfahrende Bergleute kam eine Witwe, das waren dreimal soviel wie im Freiberger (Silberbergbau-) Bezirk. Knaben gingen mit 16 Jahren in den Schacht, altern schnell wie ihre Väter und gehen mit größter Wahrscheinlichkeit dem Schicksal des Vaters entgegen.

Von Härting veranlaßte Sektionen ergaben, daß es sich nicht etwa um Tuberkulose, sondern um mehr oder weniger ausgedehnte bösartige Geschwulstbildung in der Lunge handelte. (U. a. war E. Wagner [Leipzig] 1863 an diesen Arbeiten beteiligt, später Weigert.) Damit war die Todesursache geklärt: Lungenkrebs. Als Hauptursache wird die Einatmung von arsenhaltigem Gesteinsstaub (Speiskobalt) in den Vordergrund gestellt, als Gelegenheitsursachen werden außer der Nässe der Gruben, den Gasen der verwendeten Sprengmittel die mißlichen sozialen und äußeren Verhältnisse der Bergleute (Ernährungsmangel, Überanstrengung durch weite Wege übers Gebirge und beim Ein- und Aus-

---

[1] Die Heimat der Bergleute des Schneeberger Grubenbezirks bilden etwa die Städte Schneeberg, Neustädtel, Aue, die Dörfer Albernau, Bärenwalde, Burckhardtsgrün, Grießbach, Hundshübel, Hartmannsdorf, Lindenau, Ober- und Niederschlema, Zschorlau, Ober- und Niederpfannenstiel, Auerhammer, Bockau und etwas weiter die Stadt Johanngeorgenstadt.

[2] Arch. f. Heilk. 19. Jahrgang. Leipzig 1878. S. 160ff. u. Vierteljahrsschr. f. gerichtl. Med. Neue Folge. 30 u. 31. (1879.)

fahren [auf Leitern]), dazu Erkältungsgelegenheiten genannt. Trotz wesentlicher Verbesserungen der Arbeitsbedingungen schon in den 60er Jahren durch ausgiebigere Wetterführung, Abkürzung der Schichten von 10 auf 8 Stunden, Fahrstuhleinbau statt Leiterfahrt, Lohnerhöhungen usw. ändert sich an dem Auftreten und Verlauf der Krankheit wenig oder nichts. In der übrigen Bevölkerung der Gegend sind Krebsfälle nicht häufiger als in anderen Bezirken Sachsens.

Cohnheim[1] äußert gelegentlich den Verdacht eines organisierten Erregers des Krebses. Bollinger[2] (1884), der ein Lymphosarcoma fibromatodes diagnostizierte, war geneigt, die Entstehung des Krebses auf den dauernden mechanischen Reiz des Gesteinsstaubes bei der Arbeit und auf den zu gleicher Zeit wirkenden chemischen Reiz (Arsengehalt) zurückzuführen, wie wir einer Arbeit Anckes[2] entnehmen. Erst 1911 wurde wieder, und zwar in besonders umfassender Weise von Arnstein[3] wissenschaftlich den Ursachen der in Schneeberg unvermindert weiter wütenden Krankheit nachgegangen (vgl. Bericht der 16. Tagung der deutschen pathologischen Gesellschaft in Marburg 1913).

Bei Arnstein, der sehr eingehend die sozialen und Betriebsverhältnisse untersuchte, finden wir u. a. auch den besonderen Hinweis auf die ausgebreitete Schimmelpilzbildung an dem Holzwerk der sehr feuchten Gruben (Diäthylarsinbildung!). Margarethe Uhlig[4] (Schneeberg) schloß sich wiederum der Meinung Schmorls an, daß ein rein mechanischer Reiz, der Gesteinsstaub, eine wesentliche Rolle bei der Entwicklung des Krebses spielte. Ein tragisches Schicksal riß den Prosektor des Zwickauer Krankenhauses Risel, der sich allerdings ohne darüber außer einer gelegentlichen Bemerkung in der Aussprache der erwähnten Marburger Tagung etwas bekannt zu geben, schon seit Jahr und Tag mit dem Problem der Schneeberger Bergkrankheit abmühte, kurz vor dem Abschlusse seiner Studien dahin. Risel erwog am umfassendsten alle in Frage kommenden Schädlichkeiten. Er stellte zunächst physikalische und chemische Reize in den Vordergrund. Das Vorkommen von Uranerzen in den Gruben, die zudem von radioaktiven Wassern[5] durchströmt sind, — in nächster Nähe liegt das hochwertige Radiumbad Oberschlema — ließ ihn an die schädigende Wirkung dauernder Einatmung der Radiumemanation denken, und endlich

[1] Cohnheim: Vorlesungen üb. allg. Pathol. 2. Aufl. 1, S. 718. 1882.

[2] Vgl. Ancke: Der Lungenkrebs in den Schneeberger Gruben. Ein Fall von Lymphosarcoma fibromatodes. München 1884. (Inaug.-Diss.)

[3] Arnstein: Über den sogenannten Schneeberger Lungenkrebs. Wien. klin. Wochenschr. Jg. 26, Nr. 19. (Dabei Beschreibung der histologischen Untersuchung eines von Weise [Schneeberg] obduzierten Falles von Lungenkrebs, der sich als Plattenepithelkarzinom darstellt.) — Derselbe: Sozialhygienische Untersuchungen über die Bergleute in den Schneeberger Kobaltgruben, insbesondere über das Vorkommen des sogenannten „Schneeberger Lungenkrebses". Beiheft d. Wochenschr.: Das österr. Sanitätswesen. Jg. 25, Nr. 38. 1913.

[4] Uhlig, Marg.: Über den Schneeberger Lungenkrebs. Virchows Arch. **230**, S. 87. Dezember 1920.

[5] Schiffner, Weidig u. Friedrich: Radioaktive Wässer in Sachsen. 2. Teil. 1909.

erwog er die Umwandlung fester Arsenverbindungen durch die Tätigkeit von Schimmelpilzen in flüchtiges Diäthylarsin oder auch das Entstehen von gasförmigen Arsenverbindungen auf andere Weise, die schädigend wirken konnten: er sprach gelegentlich geradezu von einer chronischen Arsenvergiftung. Endlich gab Risel noch anheim, Flora und Fauna der Grube zu durchforschen, während er allerdings auf die Staubeinwirkung keinen besonderen Wert legte.

Ein umfassendes Programm in diesem Sinne wurde im Jahre 1920 auf Anregung des Landesgewerbearztes durch den sächsischen Landesausschuß zur Erforschung und Bekämpfung der Krebskrankheit in Angriff genommen und 1923 zu einem gewissen Abschluß gebracht. Biologische Arbeiten wurden mit sozialhygienischen verknüpft. Das Ergebnis der Untersuchungen, an denen der Innere Mediziner und Röntgenologe, der pathologische Anatom, der Hygieniker, der Chemiker, der Radiumforscher, der Statistiker, der Botaniker und Zoologe außer der Bergbehörde, der Grubenverwaltung, dem Bezirksarzte und den Knappschaftsärzten[1] beteiligt waren, ist folgendes[2]:

Bei den Schneeberger Bergleuten werden noch heute auffallend häufig eigenartige Lungenveränderungen nachgewiesen, die so allgemein bei der übrigen Bevölkerung nicht vorkommen. Es handelt sich um Staublungenerkrankungen — Pneumokoniosen — von leichtester Art mit ungestörtem Allgemeinbefinden und ungeschwächter Arbeitskraft bis zu ausgesprochenen Fällen schwerster Kachexie infolge einer sich allmählich entwickelnden bösartigen Geschwulst[3]. Diese Lungenkrebse zeigen anatomisch keinen einheitlichen Bau: es kommen kleinzellige Tumoren, Carcinoma simplex, Plattenepithelkrebs vor[4]. Diese Erkrankung ist als eine ausgesprochene typische Berufskrankheit der Schneeberger Bergleute anzusprechen, trotzdem die eigentliche Ätiologie noch unklar ist. Die Annahme liegt nahe, daß der in den Lungen eingelagerte Steinstaub mechanisch oder vielleicht auch chemisch in späteren Stadien die Zellen zu geschwulstartigen Wucherungen anregt und dadurch eine Krebsentwicklung auf dem Boden einer Pneumonokoniose hervorruft (Aßmann). Die bisher unheilbare Krankheit zeigt einen ausgesprochen chronischen Verlauf bis zu 10 Jahren und

[1] Dr. Hohmann, Neustädtel, Weise, Nitzelnadel, Uhlig, Schneeberg, Härting, Zschorlau, Ebersbach, Johanngeorgenstadt.

[2] Rostoski: Lungentumoren bei Bergarbeitern. Verhandl. d. 35. Kongr. f. inn. Med. Wien 1923. — Aßmann: Diskussionsbemerk. zu vorsteh. Vortrag. Wien. Ebenda. — Schmorl: Über den Schneeberger Lungenkrebs. Verhandl. d. dtsch. pathol. Ges. 1923. — Saupe: Über röntgenologische Lungenbefunde bei der sogenannten Bergkrankheit der Erzbergleute in Schneeberg. Verhandl. d. dtsch. Röntgengesellsch. **14**. 1923. — Thiele, Rostoski, Saupe u. Schmorl: Über den Schneeberger Lungenkrebs. Ges. f. Nat. u. Heilk. Dresden. M. M. W., Nr. 1, S. 24/25. 1924. — H. Aßmann: Zur Frage der Pathogenese u. z. Klinik des Bronchialkarzinoms. Med. Klinik. 1924. Nr. 50/51. — Rostoski: Untersuchungen über den Schneeberger Lungenkrebs. Zeitschr. f. Krebsforschung. **25**, H. 2/3, S. 249 ff. 1927.

[3] Rostoski, Saupe, Aßmann: Zeitschr. f. Krebsforsch. **20**, S. 205 ff.

[4] Schmorl: Ebenda. **20**, H. 3, S. 210 ff.

mehr und tritt oft schon vom 30., öfter vom 35., meist zwischen dem 40. und 50. Lebensjahre auf. Ursächlich kommt vielleicht in Frage, daß der bei bestimmten Bohrarbeiten in der Grube entwickelte Staub sich mikroskopisch als äußerst spitz und scharf erweist und bis zu 0,45 vH Arsen enthält, daß weiter die Grubenluft auffällig reich an Radiumemanation (höchst gemessener Wert 50 M.-E. pro Liter[1]. Der Gehalt ist besonders groß in den Gruben, die als wesentlich gefährlich gelten. Vielleicht emanieren die eingeatmeten Staubteilchen selbst noch weiter (?). Frühere Untersuchungen (Schiffner 1908, a. a. O.) haben auch für die Grubenwässer ziemlich hohe Aktivitäten (bis zu 70 M.-E. im Liter Wasser) festgestellt. Endlich sind tatsächlich in den Gruben Pilze nachgewiesen, die die Fähigkeit haben, Diäthylarsin zu bilden. Somit ist der Bildung von präkanzerösen Erkrankungen vorgearbeitet.

Das klinische Bild der Erkrankung zeigt zunächst weiter nichts wie eine gewisse Kurzatmigkeit mit zeitweisem Husten und seltenem zähglasigen Auswurf bei oft jahrelang unverändertem, gutem Allgemeinbefinden. Manchmal wird über dumpfen Druckschmerz in Brust und Rücken geklagt. Der geringe Auswurf kann zeitweilig etwa ziegelrot gefärbt sein. Die Beschwerden nehmen meist langsam, manchmal aber auch plötzlich zu, schwerste Dyspnoe (pfeifende, keuchende Atmung) gesellt sich zu quälendem Reizhusten. Plötzlicher Kräfteverfall tritt ein: deutliche Kachexie, die der Tod nach längerem Siechtum (1 bis 2 Jahre) beendet. In vorgeschrittenen Fällen kann bei der Inspektion außer blassem, oft fahlem Aussehen ein Zurückbleiben einer Brustseite vor der andern bei der Atmung beobachtet werden. Oberhalb der Schlüsselbeine sind gelegentlich Lymphdrüsenschwellungen nachzuweisen. Perkutorisch findet man, wenn überhaupt etwas, hier und da auf beiden Seiten des Brustbeins, auch der Wirbelsäule, Dämpfungen umschriebener Art, oft nach oben und unten scharf begrenzt (Hohmann, Saupe). Die Auskultation zeigt bei meist unveränderter vesikaler Atmung manchmal trockene, giemende Nebengeräusche, sofern die Atmung, zumal im Bereich einer Dämpfung, nicht überhaupt stark abgeschwächt ist, jedoch fast niemals wie bei Tuberkulose feuchte, groß- oder kleinblasige Rasselgeräusche.

Röntgenologisch wird oft schon in Fällen, die äußerlich sehr wenig darbieten, ja bei Leuten, die sich subjektiv noch für völlig gesund halten, disseminierte, fleckige Trübung beider Lungenfelder gefunden. „Die Größe der Herdschatten variierte von der einer Stecknadelkuppe bis zu der einer Erbse, seltener waren größere Knotenformen, die dann zur Konfluenz neigten; die Form der Herde war rundlich, seltener sternförmig, zackig. Die Verteilung der Einzelschatten über die Lungenfelder kann gleichmäßig sein; die rechte Seite ist gelegentlich gegenüber der linken bevorzugt. In manchen Fällen erweisen sich die lateral und unterhalb der Hili gelegenen Lungenabschnitte

[1] Ludewig, P. u. E. Lorenser: Untersuchung der Grubenluft in den Schneeberger Gruben auf den Gehalt an Radiumemanation. Zeitschr. f. Physik. 22, H. 3. 1924.

oder auch die basalen Teile der Oberlappen als Prädilektionsstellen für die Ansammlung der Fleckenbildung. Eine gewisse Symmetrie der Schattenverteilung auf beiden Seiten ist dann unverkennbar, was differentialdiagnostisch gegenüber Tuberkulose verwertbar ist. In vielen Fällen ließ sich stellenweise eine ausgesprochene Netz- oder Wabenstruktur der Lungenfelder nachweisen, die in gleichem oder stärkerem Maße nur noch bei Lymphangitis carcinomatosa beobachtet wird. Die Differentialdiagnose eines Einzelfalles von Pneumonokoniose gegenüber Tuberkulose kann schwierig oder unmöglich sein. Heranziehung des klinischen Gesamtbildes und Berücksichtigung der Arbeitsbedingungen ist meist unerläßlich.“ (Saupe a. a. O.)

Für den begutachtenden Arzt ist die Differentialdiagnose namentlich gegenüber der Tuberkulose besonders wichtig. Sie wird in manchen Fällen recht schwer und nur durch Röntgenuntersuchung (nicht lediglich Durchleuchtung) und gegebenenfalls Auswurfsuntersuchung zu entscheiden sein.

Die Sektion bestätigt immer eine ausgesprochene Pneumonokoniose (Anthracochalicosis) und entweder von einem Bronchus oder am häufigsten von der Lungenwurzel ausgehende, mit den Bronchien in Verbindung stehende bösartige Geschwulstbildung, und zwar echte epitheliale Neubildungen (Carcinoma simplex, verhornender Plattenepithelkrebs) mit Metastasenbildung in den regionären Lymphdrüsen. Im Hinblick auf die früher (Härting-Hesse, Wagner, Weigert, Cohnheim, Ancke, Arnstein) untersuchten Fälle kann die Annahme einer durch besonderen Bau ausgezeichneten Geschwulstform nicht mehr aufrecht erhalten werden (Schmorl a. a. O.).

Die Forschungen nach der Ätiologie dieser eigenartigen Berufskrankheit werden, insbesondere durch Anstellung von Experimenten, fortgesetzt, zumal sie zweifellos wichtige Fingerzeige für die Lösung des ganzen Krebsproblems schon gegeben haben und weiter geben werden. Leider hat keine Therapie — es ist Röntgenbehandlung vorgeschlagen — bisher einen Erfolg gezeitigt. Um so mehr ist es Aufgabe des vorbeugenden Arbeiterschutzes, durch rechtzeitige Erkennung der furchtbaren Krankheit den Patienten vor weiteren Schädigungen zu bewahren.

Hierzu kann die „Reichsverordnung über Ausdehnung der Unfallversicherung auf gewerbliche Berufskrankheiten vom 12. Mai 1925“ wenigstens teilweise beitragen. In den Richtlinien über gewerbliche Berufskrankheiten vom 6. August 1925 heißt es deshalb zu Nr. 11 der Liste nach Anlage I der Verordnung: Schneeberger Lungenkrankheit in den (Spalte III) Betrieben des Erzbergbaus im Gebiete von Schneeberg (Freistaat Sachsen): „Lungentumor, wenn durch eine gleichzeitig nachweisbare Pneumonokoniose, oder, falls deren Vorhandensein zweifelhaft ist, nach langjähriger Dauer der Beschäftigung in einem Betrieb gemäß Spalte III, Ziffer 11, der Zusammenhang mit dieser als erwiesen oder hinreichend wahrscheinlich anzusehen ist.“

Der Lungenkrebs ist ein ausgesprochen chronisches Leiden. Da in der erwähnten Verordnung nach § 13 nur eine sehr kurzfristige Rückwirkung vorgesehen war, konnte sie sich gerade für die Bergleute des Schneeberger Gebietes so gut wie überhaupt nicht auswirken. Erst die neue „Zweite Verordnung über Ausdehnung der Unfallversicherung auf Berufskrankheiten vom 11. Februar 1928“ (Reichgesetzbl. I. S. 27), die am 1. Januar 1929 in Kraft getreten ist und rückwirkende Kraft bis 1. Januar 1920 hat, wird den wissenschaftlich einwandfrei nachgewiesenen Fällen gerecht werden.

Von höchstem wissenschaftlichen Interesse ist die Tatsache, daß im Joachimstaler Bergbezirk am Südabhang des Erzgebirges (Tschechoslowakei), in dem stark radiumhaltige Uranpechblende gegraben wird, unter den dort beschäftigten Bergleuten die gleichen Krankheitserscheinungen beobachtet werden, wie im Schneeberg-Johanngeorgenstädter Gebiet am Nordhange des Erzgebirges. J. Löwy[1] teilt zwei Fälle von typischem Bronchialkrebs mit, die nach Entstehung und Verlauf den sächsischen Fällen fast gleichen. Es sind auch in Joachimstal amtliche Untersuchungen eingeleitet, die dazu beitragen werden, die Krebsfrage, insbesondere die in Industrie und Gewerbe beobachtete, einer Lösung näher zu führen[2].

---

[1] Löwy, Julius: Über die Joachimstaler Bergkrankheit. Medizin. Klinik 1929, Nr. 4.

[2] Internationale Vereinigung zum Studium der Berufskrankheiten. Vierte Tagung, Lyon, April 1929: Julius Löwy, Die Krankheit der Bergleute von Joachimstal. (Bericht über 4 Fälle.)

Landesgewerbearzt Prof. Dr. Thiele-Dresden.

Durch Lärm verursachte Taubheit und an Taubheit grenzende Schwerhörigkeit.

Arbeiter in Lärmbetrieben können bei einer gewissen Dauer der Beschäftigung an ihrem Gehörorgan Schaden leiden, der alle Grade von Schwerhörigkeit bis zur Taubheit zur Folge haben kann. Besonders gefährdet sind Kessel- und Hammerschmiede, Gußputzer, Arbeiter in Großeisenwerken und den Nagelfabriken. Die Intensität des Lärms ist ausschlaggebend für den Beginn und das zeitliche Fortschreiten der Hörstörung. Experimentelle Untersuchungen haben keine Stütze für den behaupteten, besonders wirksamen Anteil des Bodenschalles ergeben. Die Messung des Schalles in den Lärmbetrieben mittels eines Schallmessers (System Barkhausen) und der Vergleich der in einzelnen Betrieben gefundenen Schallintensitäten (Phon) mit dem Grad der Schwerhörigkeit der darin beschäftigten Arbeiter nach Zeit und Arbeit ergab eine fast gesetzmäßige Abhängigkeit des Einsetzens und dem Fortschreiten der Schwerhörigkeit von der Intensität des Lärms und der Dauer seiner Einwirkung. Individuelle Veranlagung und zeitweise Arbeitsunterbrechung bedingen Unterschiede in der Schnelligkeit der Gehörsabnahme. Nach mehrtägiger Pause kann sich das Gehör erholen, aber auch nach mehrwöchiger Pause ist die Erholung begrenzt.

Die Gefahrzone für Lärmschäden liegt bei einer Lärmintensität von 10—11 Phon und darüber, darunter tritt auch bei jahrelanger Einwirkung keine nachweisbare Hörstörung ein. Die Messung des Schalles kann von Bedeutung sein, bei Beurteilung der Frage, ob eine Gehörschädigung überhaupt mit dem Betriebslärm im Zusammenhang stehen kann. Der Lärm schädigt das Innenohr, und zwar treten nach Tierversuchen nachweisbare Veränderungen zuerst an den Ganglienzellen des Hörteils und erst später an den Zellen des Cortischen Organs auf.

Symptome: Die Aufnahme der Anamnese, des Ohrbefundes und der Hörfähigkeit ist notwendig, um sich über den Verlauf und die Art der Ohrenerkrankung ein Urteil zu bilden. Der Ungewohnte ist zuerst nach der Arbeit ganz verstäubt, manchmal auch etwas benommen. Das Gehör erholt sich wieder nach einigen Stunden. Viele Lehrlinge geben aber gleich den Beruf wieder auf, weil ihnen der Lärm unerträglich ist. Die anderen gewöhnen sich rasch daran. Der Schwerhörigkeit leichten Grades sind sich die Arbeiter anfänglich oft nicht bewußt, erst bei stärkeren Graden, wenn sie sich im Privatleben störend bemerkbar machen, wird sie ihnen lästig. Nur solche Grade kommen für die Entschädigung wegen Erwerbsbeeinträchtigung in Frage. Bemerkenswert bleibt eine gewisse Resignation, mit der oft die Schwerhörigkeit ertragen wird. Über subjektive Geräusche wird auch vielfach geklagt. Dem Untersucher bemerkbar wird die Lärmschwerhörigkeit im ganzen erst nach 2 Jahren, starke Grade erreicht sie erst nach 15—20 Jahren.

Diagnose: Zuerst soll eine genaue otoskopische Untersuchung stattfinden. Ohrschmalzpfröpfe liegen oft vor und sollen natürlich entfernt werden. Der Trommelfellbefund ist besonders zu beachten, da oft krankhafte Veränderungen das Hörvermögen beeinflussen können. Eingefügt sei, daß nach vorliegenden Untersuchungen Mittelohrveränderungen die professionelle Schwerhörigkeit weder fördern noch zu verhüten scheinen. Die Tube ist mittels Katheterismus und Bougierung zu untersuchen, um sich ein Urteil über die mögliche Beeinflussung des Hörvermögens durch krankhafte Veränderungen daran zu bilden.

Die Hörprüfung ist von ausschlaggebender Bedeutung für die ganze Beurteilung des Lärmschadens. Die Prüfung[1] erfolgt zuerst mittels Flüstersprache, und zwar wird mit Residualluft geprüft bei möglichster Vermeidung jeglicher Ausatmung, wobei eine recht gleichmäßige Flüsterstimme erreicht wird, die etwa 5,0—6,0 m weit normalerweise gehört wird. Natürlich wird jedes Ohr für sich geprüft und das andere am besten mit einem feuchten Wattebausch verschlossen. Auch ist es nötig, dem Prüfling dabei die Augen zu verbinden. Man prüft mit Zahlen und Worten, die aus tiefen und hohen Vokalen bestehen. Die Entfernung, in der alle vorgesprochenen Worte verstanden werden, stellt die Hörweite dar.

Bei Erkrankung des Schalleitungsapparates werden bekanntlich besonders die Zahlen 4, 8, 9 schlecht gehört, bei Erkrankung des Innenohres 7, 6, 2, 10. Die Zahl 100 wird durchschnittlich von allen am schlechtesten gehört. Wo also 100 immer nachgesprochen wird, ist das Verständnis aller Zahlen aus gleicher Entfernung von vornherein zu erwarten.

Mit Umgangssprache wird geprüft, wenn Flüstersprache nicht oder nur in nächster Nähe des Ohres zustande kommt. Dabei ist jedoch zu beachten, daß der Verschluß des anderen Ohres mittels der Báránys-schen Lärmtrommel oder durch Schüttelbewegungen des fest eingeführten Fingers nach Wagener verschlossen wird.

Darauf erfolgt die Prüfung mit Stimmgabeln und Pfeifen. Der Webersche Versuch dient zur Entscheidung, ob der Ton einer mitten auf den Scheitel gesetzten klingenden Stimmgabel an der Aufsatzstelle (normal) oder in einem bestimmten Ohr gehört wird. (Bei Mittelohraffektionen im kranken.)

Bei der Prüfung der Luftleitung hält man die Gabel vor den Gehörgangseingang, und zwar stets so, daß das obere Ende und die Breitseite der einen Zinke dem Eingang möglichst nahe kommt. Zur Benutzung besonders zu empfehlen ist die Stimmgabel $c^0 = 128$ Doppelschwingungen. Die Sekundenzahl wird vermerkt.

---

[1] Nach dem Vorschlag des Ausschusses zur Bekämpfung beruflicher Schwerhörigkeit der Deutschen Gesellschaft für Gewerbehygiene.

Die Prüfung der Knochenleitung erfolgt so, daß die Stimmgabel hinter dem Ohr auf den Warzenfortsatz aufgesetzt wird, und zwar nicht dauernd, sondern intermittierend stets mit gleichem Druck. Auch hier wird der gewonnene Wert in Sekundenzahlen vermerkt.

Der Vergleich der gefundenen Werte der Knochen- und Luftleitung zeigt an, ob ein Überwiegen der Luftleitung (Rinne positiv) oder ein Überwiegen der Knochenleitung (Rinne negativ) vorliegt. Ebenso ergibt ein Vergleich der gefundenen Werte mit den Normalwerten, inwieweit die Knochen- und Luftleitung verkürzt bzw. verlängert ist.

Zur Bestimmung der oberen Tongrenze wird besonders die Galton-Pfeife nach Schäfer empfohlen. Zur Prüfung der unteren Tongrenze werden die tiefsten Gabeln der Betzold-Edelmannschen kontinuierlichen Tonreihe angewandt.

Eine durch Lärm verursachte, an Taubheit grenzende Schwerhörigkeit, die eine Einschränkung der Erwerbsfähigkeit auf dem Arbeitsmarkt zur Folge hat, ist erst anzunehmen, wenn Umgangssprache auf beiden Ohren in weniger als 1 m Entfernung gehört wird. Der Ansucher darf das 65. Lebensjahr noch nicht erreicht haben (Altersschwerhörigkeit). Auch muß er mindestens 15 Jahre in Lärmbetrieben tätig gewesen sein. Die Schwerhörigkeit darf nicht durch andere Ursachen, z. B. Mittelohreiterungen oder Rückstände derselben bedingt sein.

Prof. Dr. **Beck**-Heidelberg.

Grauer Star bei Feuerarbeitern.

Nachdem unter dem 12. V. 1925 zuerst der graue Star bei Glasbläsern unter die gewerblichen Berufskrankheiten aufgenommen worden war, die der Unfallgesetzgebung entsprechend entschädigungspflichtig sind, hat die zweite Verordnung vom 11. II. 1929 auch den grauen Star bei Arbeitern in Eisenhütten und Metallschmelzereien demjenigen in Glashütten gleichgestellt. Damit ist der wissenschaftlichen Erfahrung Rechnung getragen, daß auch Arbeiter in einigen Eisen-, Zinnwalzwerken und dergleichen Betrieben an einer Starform erkranken können, die derjenigen der Glasbläser ähnlich ist und vermutlich auf dieselben Ursachen zurückgeführt werden muß.

Wichtig ist, daß der Arzt schon bei begründetem Verdacht auf Berufsstar zur Anzeige verpflichtet ist. In Betracht kommen solche Fälle von Linsentrübung, die nach einer erfahrungsgemäß zur Hervorrufung des Leidens hinreichenden Dauer der Feuerarbeit in verhältnismäßig frühem Lebensalter auftreten, oder sofern es sich um ältere Kranke handelt und noch andere Ursachen mitspielen, wenn die Linsentrübung den für Berufsstar kennzeichnenden Befund darbietet.

Während über den Glasbläserstar bereits eine sehr ausgedehnte Literatur vorliegt, sind Fälle typischen Berufsstares aus anderen Betrieben, Gießereien, Walzwerken, Hochöfen, Schmieden nur selten veröffentlicht (Schnyder, Stoewer). Im folgenden soll darum im wesentlichen vom Glasbläserstar als Prototyp des Stares der Feuerarbeiter die Rede sein.

Die Zeit welche hinreicht, um eine beginnende Linsentrübung bei Glasbläsern hervorzurufen, ist auf gut zwei Jahrzehnte der Arbeit vor dem Glasofen zu beziffern. Unter dem Lebensalter von 30 Jahren kommt eine Starbildung durch die Berufsarbeit nicht vor (Stoewer u. a.); entgegenstehende ganz vereinzelte Angaben sind wahrscheinlich Verwechslungen mit sonstigen Starformen. Andererseits nimmt vom 40. Lebensjahr aufwärts die Erkrankungshäufigkeit erheblich zu, so daß zwischen 50 und 60 Jahren ein großer Teil der Glasarbeiter beginnenden oder entwickelten grauen Star zeigt, jedenfalls ungleich häufiger als der Durchschnitt der sonstigen Industriearbeiter. Der Prozentsatz schwankt je nach Gegend sehr, in den gesundheitlich und technisch sehr gut dastehenden Vereinigten Staaten von Amerika fast Null, im Freistaat Sachsen bei Tafelglasarbeitern 2,7 vH, bei Hohlglasbläsern 9,7 vH, bei den Jenaer Glaswerken (Schott u. Gen.) andererseits auch wieder fast fehlend.

Es fragt sich nun, ob der Glasbläserstar durch gewisse Besonderheiten von anderen Formen bestimmt zu unterscheiden ist. Diese Frage wird von manchen Forschern bejaht (Cramer); von anderen (Wick) wird angegeben, daß auch atypische, den gewöhnlichen Starformen ähnliche Bilder bei Glasmachern häufiger sind. Unbedingt anerkannt als gewerbliche Unfallfolge werden zunächst nur die typischen Formen des Glasmacherstares.

Die Charakteristika des Glasmacherstares sind folgende:

1. Der Beginn am hinteren Pol der Linse. Es handelt sich um eine kleine, sehr dicht getrübte Scheibe am hinteren Pol, die im durchfallenden Licht mit dem Augenspiegel „schwarz" von der rot aufleuchtenden Pupille sich abhebt. Für den Praktiker muß aber besonders darauf aufmerksam gemacht werden, daß die einfache Durchleuchtung zur Diagnose nicht genügt; Verwechslungen mit angeborenen punktförmigen Trübungen am vorderen und hinteren Linsenpol und sogar unter Umständen mit punktförmigen Hornhauttrübungen sind sonst möglich und können nur durch Betrachtung bei seitlicher Beleuchtung ausgeschlossen werden. Im vorgeschrittenen Stadium des Stares kann oft die getrübte Scheibe am hinteren Pol durch den trüben Linsenkern hindurch noch erkannt werden.

2. Sehr häufig findet sich im Pupillargebiet ein nur mit Spaltlampe erkennbares Häutchen, Ablösung der Linsenlamelle oder Zonulalamelle (Elschnig). Ihr Vorkommen geht nicht der hinteren Poltrübung parallel.

3. Meistens beginnt der Glasmacherstar einseitig, und zwar links (Cramer), weil die Arbeiter vorwiegend die linke Seite der strahlenden Glasmasse zuwenden, während die rechte Seite geschützter ist. Auch ist die Haut der Jochbogengegend rotbraun verfärbt.

In vielen Fällen ist bei nicht vorgeschrittenem Star die Diagnose und Abgrenzung von anderen Starformen mit Sicherheit zu stellen, auch vom praktischen in der „Augendiagnose" nicht unerfahrenen Arzt. Durchschnittlich ist aber doch wohl die Untersuchung mit Spaltlampe vom Facharzt zu fordern. In den charakteristischen Anfangsstadien bestehen noch keine oder geringe Sehstörungen, und später muß die ursächliche Diagnose oft zweifelhaft bleiben. Bei einseitig reifem Star kann die beginnende Trübung der anderen Linse oft die Diagnose sichern.

Die praktische Bedeutung des Glasmacherstares darf nicht nach den verhältnismäßig häufigen unbedeutenden Linsentrübungen eingeschätzt werden, sondern nur nach der Häufigkeit des vorgeschrittenen eigentlichen grauen Stares. Einer Statistik von Kraupa zufolge aus Nordböhmen, mußten nur 0,9 vH der Feuerarbeiter staroperiert werden. Die beginnende Sehstörung eines Auges wird von den Arbeitern oft nicht beachtet, und in der Regel erhält man die Kranken erst zur Begutachtung, wenn auch das andere Auge schon etwas vorgeschrittene Katarakt zeigt. Doppelseitig staroperierte Arbeiter haben in nicht seltenen Fällen ihre Arbeit am Ofen wieder aufnehmen können. Eine Rückbildung der einmal entstandenen Linsentrübung wird nicht beobachtet, dagegen Stillstand, wenn der Beruf gewechselt wird. Oft wird bei nicht vorgeschrittener Linsentrübung die Weiterbeschäftigung in einem anderen Zweig desselben Betriebes möglich und ärztlich anzuraten sein, auch wenn sich die Arbeiter wegen des geringeren Verdienstes dagegen sträuben.

Über die Ursachen des Glasmacherstares bzw. des Feuerstares sind die Ansichten noch geteilt. Es muß zunächst nachdrücklich darauf verwiesen werden, daß neben den schädigenden Einflüssen des Berufes auch das Alter und unbekannte individuelle Einflüsse eine Rolle spielen. Ohne die Disposition läßt sich das Freibleiben zahlreicher Arbeiter bei sonst gleichen Bedingungen nicht erklären. Das Wesen der Berufsschädigung sieht man am wahrscheinlichsten mit Vogt in der Einwirkung der ultraroten, der Wärmestrahlen, auf das Auge. Die übrigen Strahlungen, besonders die ultravioletten jenseits des Blau und Violett werden nicht unbeteiligt sein, aber schon allein die im Verhältnis zum Sonnenlicht gelbliche Farbe der glühenden Glasmasse zeigt bereits dem Nichtphysiker, daß blaue und also erst recht noch kurzwelligere Strahlen im Verhältnis zu den gelbroten und Wärmestrahlen vom Glasofen wenig ausgesandt werden. Daß gerade der hintere Linsenpol zuerst erkrankt, kann man vielleicht daraus erklären, daß er die schlechtesten Ernährungsbedingungen hat und unsichtbare beginnende Schädigungen an den anderen Linsenteilen im Stoffwechsel eher ausgeglichen werden.

Literatur.

Brons: Die Ausdehnung der Unfallversicherung auf gewerbliche Augenkrankheiten. Klin. Mbl. Augenheilk. 77, Beilageh., S. 29. 1926. — Kraupa: Der Glasbläserstar. J. F. Bergmann 1928. — Stoewer: Untersuchungsergebnisse über das Auftreten von professionellen Linsentrübungen bei Feuerarbeitern außerhalb der Glasindustrie. Reichsarb.bl. 1929, Nr. 2.

Prof. Dr. **Best**-Dresden.

Wurmkrankheit der Bergleute.

Mit 6 Abbildungen.

Syn.: Ankylostomiasis, Ziegelbrennerkrankheit, Tunnelkrankheit, tropische oder ägyptische Chlorose, Hookworm disease, Ankylostomasie, Anémie des pays chauds, Anémie de Ceylon, Anemia de Porto-Rico, Grounditch, geophagia, opilaçao usw.

Die Gleichstellung der Ankylostomiasis mit Berufskrankheiten hat zur Zeit in Deutschland nur theoretische Bedeutung. Nach einer Zusammenstellung, die ich vor 3 Jahren machen konnte, ist seit 18 Jahren in Deutschland kein Fall von Anämie mehr vorgekommen, der durch Ankylostomum duodenale bedingt gewesen wäre; auch die Zahl der Wurmbehafteten und der sogenannten „gesunden Wurmträger" hat bis zum Jahr 1924 um mehr als 99,3 vH gegenüber dem Höchststand, den wir in den Jahren 1902—1904 gehabt haben, abgenommen. In den Jahren 1903 bis 1904 sind etwa 17 000 wurmbehaftete Bergleute entdeckt worden, von denen über 2000 deutliche Zeichen der Anämie trugen, in den Jahren 1923—1924 nur drei neue Fälle ohne Anämie, bei allerdings wesentlich weniger Untersuchungen, aber einer schärferen Untersuchungsmethodik. Es ist anzunehmen, daß seit der Zeit die Ankylostomiasis noch weiter zurückgegangen ist; die letzten 3—4000 Untersuchungen sind ohne Ausnahme negativ gewesen. Anderseits sind durch die Aufhebung der Berieselung, die vor 2—3 Jahren infolge der Einführung des sog. Gesteinsstaubverfahrens erfolgte, die Kohlengruben an vielen Stellen trockener geworden. Dadurch wurden die Verhältnisse für die Verbreitung der Krankheit ungünstiger.

Die Ankylostomiasis gilt als Berufskrankheit der unterirdisch beschäftigten Bergleute, der Tunnelarbeiter (Gotthardanämie) und der Ziegelbrenner[1]. Das gilt aber nur für die gemäßigte Zone, nicht z. B. für die Tropen, in denen die Ankylostomiasis in ganz ungeheuer weiter Verbreitung im ganzen Volk vorkommt[2]. Nach den Be-

[1] Daß sie als Berufskrankheit der Ziegelbrenner anzusehen ist, ist sehr unwahrscheinlich, da die bekannten Leichtensternschen Fälle „bei Ziegelbrennern in der Umgebung Kölns" Leute betrafen, die nur im Sommer Ziegelarbeit verrichteten, aber im Winter als Bergleute auf den schon damals schwer verseuchten belgischen Bergwerken arbeiteten.

[2] Siehe die Jahresberichte der „Rockefeller Commission for the eradication of the hookworm disease" 1911—1917 und die Berichte der Rockefeller Foundation von 1918—1923.

richten der Rockefeller Foundation wird geschätzt, daß auf der ganzen Erde etwa 500—600 Millionen Menschen, also etwa ein Drittel der Menschheit, mit Ankylostomen behaftet sind, und daß jahraus jahrein viele Millionen Menschen durch Ankylostomiasis schwer krank werden, und Hunderttausende an der durch die Krankheit hervorgerufenen Blutarmut sterben. Die Ursache dafür liegt in den biologischen Eigenschaften des Krankheitserregers, des zur Familie der Nematoden, der Abteilung Strongyliden, gehörenden Wurms. Es werden zwei Arten unterschieden, das Ankylostomum duodenale oder Dochmius duodenalis Dubini und der Necator americanus Stiles. Die von den weiblichen Tieren ausgeschiedenen Eier werden mit den Fäzes nach außen entleert; sie müssen sich außerhalb des menschlichen Körpers zu Larven entwickeln, die sich nach einigen Tagen mit einer Chitinkapsel umgeben (einkapseln), und erst diese eingekapselte Larve ist infektionsfähig. Für die Entwicklung der Eier bis zu eingekapselten Larven ist aber eine höhere Temperatur (Temperaturoptimum etwa 28—30°), eine größere Feuchtigkeit, außerdem Sauerstoffzutritt nötig, also Verhältnisse, wie wir sie in den Tropen finden, in gemäßigten Gegenden aber nur in heißen und feuchten Kohlenbergwerken und etwa in tiefen Tunneln. Voraussetzung ist außerdem natürlich, daß die Arbeitsstelle mit Fäkalien eines Wurmbehafteten beschmutzt ist. Die eingekapselten Larven können aber nicht nur bei Aufnahme durch den Mund sich im Körper ansiedeln, sondern sie haben auch nach Untersuchungen von Looss u. a. die Fähigkeit, sich nach Abstreifen ihrer Chitinhülle durch die unverletzte menschliche Haut hindurchzubohren. Sie kommen dann mit dem Blut- oder Lymphstrom in die Lungen und nach Passieren der Lungenalveolen auf dem Wege über Luftröhre, Kehlkopf ebenfalls in den Magen. Im Dünndarm siedeln sie sich an und wachsen hier in 6—8 Wochen zu geschlechtsreifen Würmern heran, die bis zu zehn Jahren im Körper des Menschen leben können. Die Weibchen legen täglich zahlreiche Eier (nach Zählungen von Leichtenstern etwa 6—8000 pro Tag und Weibchen), die mit dem Kot des Kranken nach außen befördert und in ihm leicht nachgewiesen werden können. Mit ihren scharfen Chitinzähnen beißen sie sich in die Darmschleimhaut ein, nähren sich anscheinend von der Schleimhaut selbst und von Blut. Infolge der vielen täglichen dauernden kleinen Blutentziehungen können die Befallenen in einigen Wochen stark anämisch werden und zugrunde gehen. Der Unterschied zwischen Wurmkranken und sogenannten gesunden Wurmträgern ist lediglich ein gradueller; man rechnet, daß etwa 100—200 Würmer dazu gehören, um innerhalb von Monaten Krankheitserscheinungen hervorzurufen. In schweren Fällen sind bei der Sektion bis zu 3 und 4000 Würmer gefunden worden, in leichten Fällen beherbergen die Befallenen nur ganz wenig Exemplare und haben durchweg von ihrer Wurmbehaftung keine Ahnung.

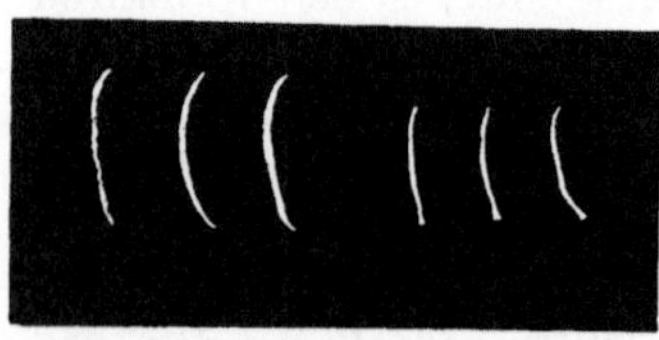

Abb. 7. Ankylostoma duodenale. Nat. Größe. Links drei Weibchen, rechts drei Männchen. (Nach Neumann-Mayer.)

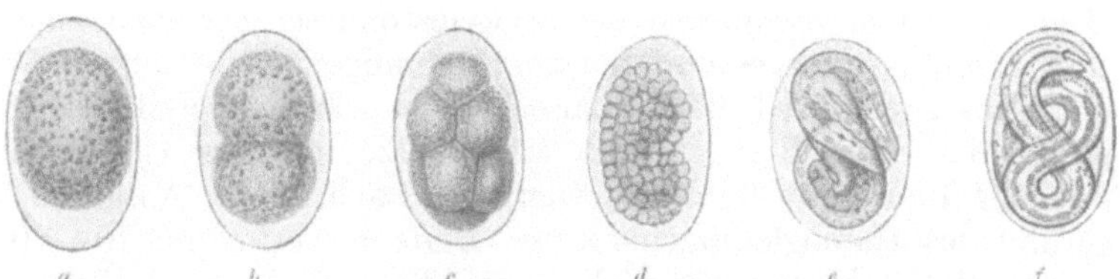

Abb. 8. Ankylostomum-Eier mit verschiedenen Stadien der Embryonalentwicklung. *a*, *b* und *c* finden sich gelegentlich in frischen, *d*, *e* und *f* nur in älteren Stühlen. 200 : 1. (Nach Looss.)

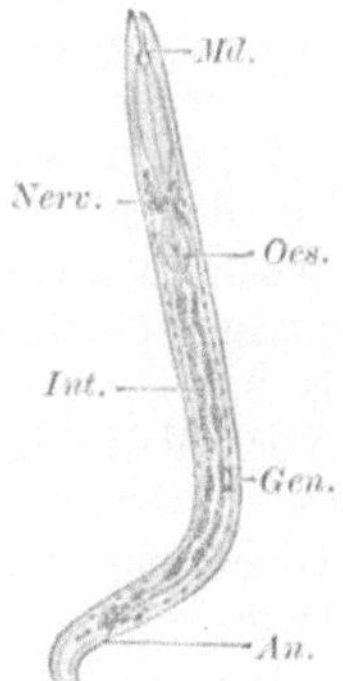

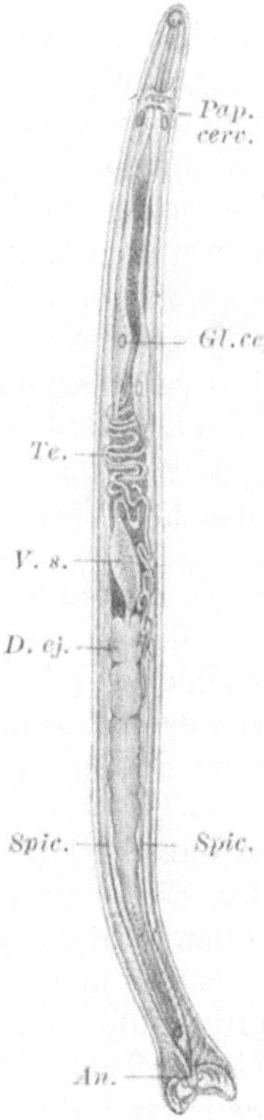

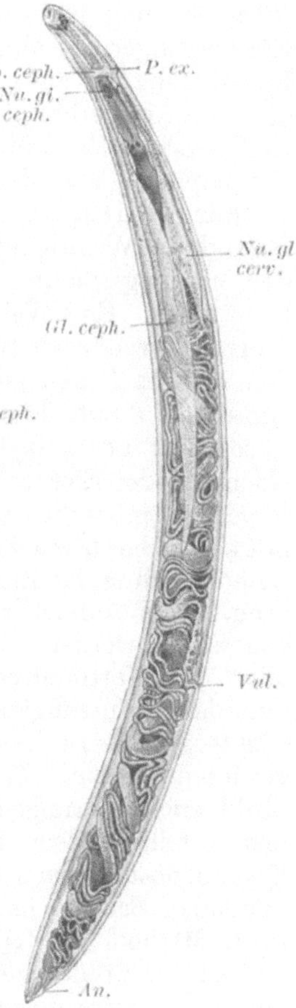

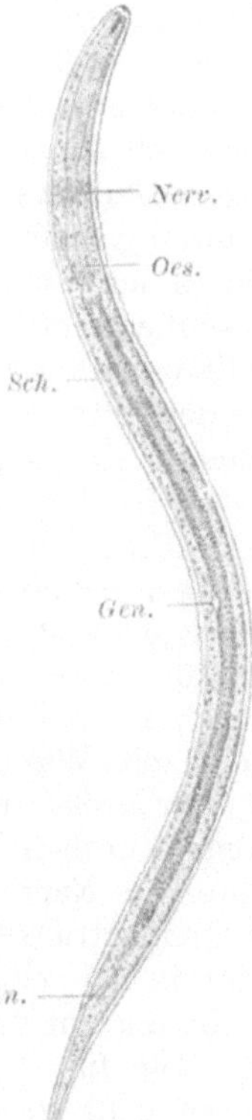

Abb. 9. Junge Ankylostomumlarve, kurz nach dem Ausschlüpfen aus dem Ei. Vergr. etwa 110 : 1.

Abb. 10. Eingekapselte Ankylostomumlarve, etwa 5 Tage alt. Vergr. etwa 110 : 1.

Abb. 11. Abb. 12.

Abb. 11 und 12. Ankylostoma duodenale, links Männchen vom Rücken, rechts Weibchen von der Seite. Vergr. etwa 10 : 1.

An. Anus; *Co. ceph.* Nervensystem; *D. ej.* Ductus ejaculatorius; *Gen.* Genitalanlage; *Gl. ceph.* Kopfdrüsen; *Nu. gl. ceph.* deren Kerne; *Int.* Darm; *Md.* Mund; *Nerv.* Nerven; *Gl. cerv.* Halsdrüsen; *Nu. gl. cerv.* deren Kerne; *Oes.* Oesophagus; *Pap. cerv.* Halspapillen; *P. ex.* Exkretionsporus; *Spic.* Spicula; *Te.* Hoden; *V. s.* Samenblase; *Vulv.* Vulva. (Nach Looss.)

Die klinischen Symptome der Ankylostomiasis bestehen zunächst in unbestimmten Magen- und Darmerscheinungen, Leibschmerzen, Aufstoßen, Druckgefühl, Übelkeit, Erbrechen, in schweren Fällen tritt gelegentlich im Stuhl Blut auf. Es treten dann die Erscheinungen zunehmender Blutarmut in den Vordergrund, anämisches Aussehen, Verringerung des Hämoglobingehalts des Bluts bis etwa auf 10—20 vH, Abnahme der Zahl der roten Blutkörperchen bis unter 1 Million pro Kubikmillimeter, Zunahme der eosinophilen Leukozyten bis auf 10 und 20 vH, Störungen von Seiten der Zirkulationsorgane, Herzklopfen, Schmerzen in der Herzgegend, Pulsbeschleunigung, Kompensationsstörungen und hydropische Erscheinungen. Der Tod kann unter den Erscheinungen der allgemeinen Wassersucht oder aber der allgemeinen Erschöpfung und unter hochgradigster Blutarmut erfolgen. Wichtig ist, daß selbst in verhältnismäßig schweren Fällen durch eine gelungene Abtreibungskur (Farnkrautextrakt, Thymol, Chenopodiumöl, Eukalyptusöl, Betanaphthol und dergleichen) volle Heilung erfolgen kann.

Für die Diagnose der Ankylostomiasis ist zunächst der klinische Befund von Wichtigkeit, unbestimmte Magen-Darmbeschwerden verbunden mit progredienter Blutarmut mögen im allgemeinen einen Verdacht begründen. Eine Vermehrung der eosinophilen Leukozyten bis über 4 vH. ist weiter als Symptom der Anwesenheit von Darmparasiten in den meisten Fällen zu verwerten. Gestellt werden aber kann die Diagnose nur durch den direkten Nachweis der Ankylostomumeier in den Fäzes oder der Ankylostomumlarven nach mehrtägiger Kultur. Der Nachweis der Eier erfolgt so, daß von den frischen Fäzes etwa 3 bis 6 Deckglaspräparate gemacht werden und diese unter dem Mikroskop mit schwacher (etwa 80 facher) Vergrößerung durchmustert werden. Die Identifizierung der Eier erfolgt bei stärkerer (etwa 300 facher) Vergrößerung. Eine Anreicherung der Eier im Stuhl kann entweder so vorgenommen werden, daß die Fäzes mit einem Salzsäureäthergemisch oder mit Natriumhypochlorid oder auch mit Wasser homogenisiert und dann zentrifugiert werden. Infolge ihres größeren spezifischen Gewichts sinken die Eier zu Boden und können in dem Zentrifugat nachgewiesen werden. Nach Fülleborn kann der Nachweis der Eier im Stuhl auch so erfolgen, daß die Fäzes in konzentrierter Kochsalzlösung fein verteilt werden. Die Eier steigen dann in der spezifisch schwereren Kochsalzlösung nach oben und können in der auf der Oberfläche sich bildenden Schicht nachgewiesen werden. Die für die Diagnose wichtigste Methode der Kultivierung der Larven geht so vor sich, daß der Kot etwa mit den gleichen Teilen Tierkohle und etwas Wasser tüchtig verrieben wird, und daß dann dieses Gemisch für fünf Tage im Brutschrank bei 28—30° gehalten wird. Das Kotkohlegemisch trocknet oberflächlich etwas ein; nach den fünf Tagen wird angewärmtes Wasser darauf gegeben, die Larven wandern in das Wasser aus und können nun nach kurzem Zentrifugieren ebenfalls wieder im Bodensatz nachgewiesen werden. Für das Aussehen der Eier und Larven muß auf die beigegebenen Abb. 1—6 verwiesen werden.

Die Erfahrungen bei der Bekämpfung der Krankheit im Ruhrkohlengebiet in den letzten 20 Jahren haben uns die Überzeugung verschafft, daß bei genügender Aufmerksamkeit (ordnungsmäßige Beseitigung der Fäkalien unter Tage in transportabeln, vollständig dicht schließenden Abortkübeln, die natürlich in ausreichender Anzahl vorhanden sein müssen), und möglichst zahlreichen prophylaktischen Stuhluntersuchungen, ein Wiederaufflackern der Krankheit nicht zu befürchten ist.

Prof. Dr. **Hayo Bruns**-Gelsenkirchen.

Tropenkrankheiten.

Es erscheint zweckmäßig, statt des Wortes „Tropenkrankheiten“ zu sagen „Krankheiten der warmen Länder“ und hierunter Erkrankungen zu verstehen, welche dort heimisch sind oder doch vorwiegend vorkommen. Handelt es sich um einen Antrag auf Gewährung von Rente, so kann z. B. für Fleckfieber oder Cholera eine Entschädigung mit dem Hinweis darauf nicht abgelehnt werden, daß man diese Erkrankungen auch in der gemäßigten Zone antreffe. Über die Entschädigungspflicht bei Bazillenruhr kann man geteilter Meinung sein, immerhin ist sie doch in den warmen Ländern unverhältnismäßig viel häufiger als bei uns und durch die oft mangelhaften hygienischen Einrichtungen eine Ansteckung viel eher möglich. Nicht umsonst wird ihr in allen Lehrbüchern über Tropenkrankheiten ein breiter Raum gewidmet.

Entschädigt werden müssen demnach alle Seeleute, die sich an Bord bzw. während ihres Aufenthaltes in fremden Häfen eine sogenannte Tropenkrankheit zuziehen. Die Entschädigungspflicht fällt fort für Urlaub an Land, wenn der Versicherte seine Krankheit durch eigenes Verschulden (Besuch verseuchter Plätze trotz Verbot) oder dadurch erwirbt, daß er sich wissentlich in Gefahr begibt. Kurzfristige Fiebererkrankungen wie Dengue u. a. werden im allgemeinen kaum besonderer Entschädigung bedürfen, da sie meist während der Fahrt oder kurze Zeit nach der Rückkehr auszuheilen pflegen.

Wenn das Reichsversicherungsamt am 18. II. 1915 die durch den Stich der Malariamücke hervorgerufene Malariakrankheit als Unfallfolge anerkannt hat, so wird sich das sinngemäß auch auf die übrigen durch Insektenstiche bzw. den Genuß verunreinigter Nahrungsmittel verursachten Erkrankungen wie Pest, Gelbfieber, Amöbenruhr oder Maltafieber beziehen müssen. Hierunter fallen selbstverständlich auch etwaige Rückfälle der entsprechenden Krankheiten. In besonderen Fällen tritt eine Übergangsrente hinzu, diese wird nur in bestimmten Fällen, wie z. B. bei chronischer Malaria, Maltafieber, Lepra und bei Leuten in Frage kommen, die sich gegenüber dem Tropenklima und seinen Einflüssen unverhältnismäßig wenig widerstandsfähig erwiesen haben. Auch Hautkranke und durch Würmer verursachte Krankheitsfälle wird man entschädigen und in gewissen Fällen mit Übergangsrente versehen müssen. — Hinsichtlich des klimatischen Bubo erscheint eine etwaige Entschädigungspflicht nur von Fall zu Fall angebracht unter sorgfältiger Prüfung der Verhältnisse. Denn nach Feststellungen des Verfassers stecken sich $^{9}/_{10}$ aller dieser kranken Seeleute durch Geschlechtsverkehr mit farbigen

Weibern an. Außerdem liegen zahlreiche Beobachtungen auch von anderer Seite dafür vor, daß der klimatische Bubo vorwiegend durch Geschlechtsverkehr erworben wird. Es käme also hier ein eigenes Verschulden des Versicherten in Frage. — Skorbut war die Erkrankung der Seefahrer κατ' ἐξοχήν. Heute spielt er praktisch kaum eine Rolle mehr, das gilt auch für die Segelschiffsberiberi Nochts. Beide Erkrankungen haben nach der Anweisung des Reichsversicherungsamtes als entschädigungspflichtig zu gelten. Die eigentliche Beriberi kommt bei der weißen Besatzung überhaupt nicht in Betracht, sie befällt nur Farbige (Inder und Chinesen), die sich von der allgemeinen Schiffsverpflegung ausschließen und fast nur von geschältem Reis leben.

Nach einer Zusammenstellung des Verfassers wurden von 1901—1926 im Institut für Schiffs- und Tropenkrankheiten zu Hamburg 12917 Kranke — davon rund 80 vH Seeleute — behandelt. Auf sogenannte Tropenkrankheiten entfallen folgende Zahlen: Malaria 4151 = 32 vH, Amöben- und Bazillenruhr 545, Beriberi und Skorbut 355 (mit zwei Ausnahmen Beriberi nur bei Chinesen, Japanern und Indern), Wurmkrankheiten 263, klimatischer Bubo 97, Schlafkrankheit (darunter zahlreiche Wiederaufnahmen) 59, Maltafieber 16, Kala-Azar 5 (Inder), Frambösie 4, Fleckfieber 3, Rückfallfieber 2, Hautleishmaniose 2, Ulcus tropicum 1 (Verruga peruviana [2] und Spru [21] sind hier nicht besprochen).

In dem vorliegenden Rahmen ist es natürlich nur möglich, die für den Seefahrer wichtigsten Erkrankungen in den warmen Ländern knapp darzustellen. Wegen etwaiger weiterer Einzelheiten und sonstiger Krankheiten sei verwiesen auf: Mense: Handbuch der Tropenkrankheiten 1925—1930, Leipzig: Barth, ferner Ruge-Mühlens-zur Verth: Hygiene und Krankheiten der warmen Länder. 3. Aufl. Leipzig: Thieme 1930.

A. Durch Protozoen verursachte Krankheiten.

1. Malaria.

Verbreitung: Das Malariavorkommen umfaßt das Gebiet von 63° nördlicher bis 40° südlicher Breite. Nach den Tropen hin nimmt die Malaria an Schwere und stärkerer Verseuchung der einzelnen Gebiete zu. Für den Seefahrer sind besonders gefahrvoll die westafrikanischen Hafenplätze. Nach einer Zusammenstellung des Verfassers über die im Tropeninstitut von 1901—1926 behandelten Malariafälle stammten aus Europa 3,1 vH, aus Asien 13,1 vH aus Afrika 62,5 vH (davon aus Westafrika allein 90,6 vH), aus Mittel- und Südamerika 21 vH und aus Australien 0,3 vH. — Die Tertiana findet sich am weitesten nach Norden, in den eigentlichen Tropen wird sie durch die Tropica teilweise fast völlig verdrängt. Die Quartana ist durch herdweises Auftreten gekennzeichnet (Dalmatien, Westafrika, Insel Merite im Bismarckarchipel usw.).

Ursache: Der 1880 von Lavaran entdeckte Malariaparasit hat einen doppelten Entwicklungsgang. Die geschlechtliche Entwicklung vollzieht sich in der Mücke, die ungeschlechtliche im Menschen. Die durch den Stich einer infizierten Mücke in die menschliche Blutbahn gebrachten

Keime dringen in die roten Blutkörperchen ein, entziehen ihnen das Hämoglobin, verwandeln es in Hämatin (Pigment) und teilen sich unter Zerstörung der Blutkörperchen in junge Formen, welche ihrerseits wieder in neue Blutkörperchen eindringen (ungeschlechtliche Vermehrung). Daneben bilden sich geschlechtliche Formen (Gameten), die für die geschlechtliche Fortentwicklung in der Mücke bestimmt sind.

Man unterscheidet:

1. *Plasmodium vivax* (Tertianparasit),
2. *Plasmodium malariae* (Quartanparasit),
3. *Plasmodium immaculatum* (Tropenfieberparasit).

Der Beginn der Entwicklung ist bei allen drei Formen der gleiche. In gefärbten Präparaten erscheint er im Wirtsblutkörperchen als Siegelringform. Der Ring besteht aus hellblauem Protoplasma, während den Stein bei Giemsafärbung der hellrot leuchtende Chromatinkern darstellt.

1. Der Tertianparasit bringt das befallene Blutkörperchen zum Quellen und Abblassen. Die erwachsene Form teilt sich in 12—22 junge Parasiten (Merozoiten), die ihrerseits wieder in neue Blutkörperchen eindringen und den Kreislauf fortsetzen. Bei allen Formen findet sich oft die sogenannte Schüffnersche Tüpfelung, eine feinkörnige, über das ganze Blutkörperchen und den Parasiten verstreute Körnchenbildung.

2. Der Quartanparasit läßt das Blutkörperchen unverändert in Form und Farbe. Bezeichnend ist hier das Auftreten von sogenannten Bandformen, d. h. die Parasiten erscheinen im Blutkörperchen bandartig. Die Teilungsformen, die dem Aussehen nach an Gänseblümchen erinnern, zerfallen in 6—8 junge Parasiten.

3. Der Tropenfieberparasit ist bei Neuerkrankungen zunächst meist nur in Ringform zu finden. Später treten die für die Malaria tropica charakteristischen Halbmonde auf. Auch sie entfärben häufig ihr Wirtsblutkörperchen. Teilungsformen, welche denen der Quartana ähneln, trifft man im peripherischen Blut fast nur bei schwer verlaufenden Fällen.

Überträger: Hierfür kommen besondere *Anopheles*-Arten (Stechmücken) in Betracht. Die Hauptüberträger sind in Europa: *A. maculipennis, bifurcatus* und *superpictus*. Die Beteiligung der Anophelen wechselt nach der Gegend. Die Mücken nehmen mit der Höhenlage ab. Sie sind vorzugsweise in sumpfigen Niederungen anzutreffen. Ihre Hauptschwarmzeit liegt kurz nach Sonnenuntergang. Gegen starken Regen sind sie sehr empfindlich. Verwechselt wird die *Anopheles*-Mücke nicht selten mit dem *Culex*. Zur Unterscheidung dienen folgende Merkmale. Die Haltung eines sitzenden *Culex* ist gekrümmt, d. h. Kopf-, Brust- und Bauchsegment bilden einen Winkel, während sie bei der *Anopheles* eine Gerade darstellen. Der Kopf des *Culex*-Weibchens zeigt ganz kurze Taster, dagegen sind die Taster des *Anopheles*-Weibchens genau so lang wie der Rüssel. Bei den entsprechenden Männchen finden sich gefiederte Taster bzw. ein Taster mit Kolben. Nur die Weibchen beider Mückenarten saugen Blut. — *Culex*-Larven stehen etwa 45^0 zur Wasseroberfläche und haben eine lange Atmungsröhre, *Anopheles*-Larven liegen gleichlaufend mit der Wasseroberfläche und haben ein kurzes Atmungsrohr. *Culex*-Weibchen legen die Eier in Haufen (Schiffchen), während die Eier der Anophelen mehr einzeln nebeneinander liegen. — Die Flugweite der Anophelen kann bei günstigem Wind bis 1500 m betragen.

Krankheitserscheinungen: Die Inkubation beträgt 14—21 Tage. Jedoch kann die Malaria auch erst nach monatelangem Verlassen der Gegend zum Ausbruch kommen (latente Malaria). Der Anfall bei der einfachen Tertiana und Quartana erfolgt plötzlich. Er beginnt mit Schüttelfrost, Hitze und klingt unter Schweißausbruch wieder ab. Der einzelne Anfall dauert 6—16 Stunden. Das Fieber steigt „raketenartig" bis 41^0 und mehr, um dann ebenso rasch wieder abzufallen. Bei beiden Fieberarten wiederholen sich die Anfälle jeden 3. bzw. 4. Tag, d. h. die Zwischenräume entsprechen gerade der Entwicklungsdauer einer Parasitengeneration. Sind bei Tertiana zwei zu verschiedenen Zeiten heranreifende Generationen vorhanden, so entsteht ein doppeltes Tertianfieber = Quotidianfieber. Das entsprechende vermag natürlich auch bei der Quartana stattzufinden. Es kommt dann hier zu einem doppelten oder dreifachen Quartanfieber.

Dagegen verläuft das Tropenfieber (Malaria tropica) völlig unregelmäßig. Der einzelne Anfall setzt gewöhnlich nicht so plötzlich ein und klingt auch wesentlich langsamer ab. Seine Dauer beträgt 24 bis 36 Stunden und mehr. Häufig geht ein Anfall in den anderen über, so daß es nur zu kurzdauernden Fiebersenkungen kommt. Der Fiebergipfel der Tropica ist breiter und gelegentlich von kleinen Einsenkungen unterbrochen (Pseudokrise).

Objektiv findet man nach einigen Tagen eine Vergrößerung der Milz in vielen Fällen auch der Leber. Die erste fehlt allerdings oft bei schweren Fällen von Tropica. Bemerkenswert ist bei den Tropicakranken die gelbliche Gesichts- und Bindehautfarbe, während Tertian- und Quartanfieber das Aussehen des Kranken nach dem Anfall nicht so schnell beeinflussen. Der Kreislauf ist — von der Pulserhöhung während des Fiebers abgesehen — meist nicht in Mitleidenschaft gezogen. Öfter kommt es zu Erbrechen.

Während der einzelne Anfall bei Tertiana und Quartana bei sonst gesunden Leuten das Leben kaum je gefährdet, kommt es bei dem Tropenfieber schon manchmal im ersten Anfall zu komatösen Zuständen, denen der Kranke ohne rechtzeitiges Eingreifen erliegen kann. Auch täuscht gerade das Tropenfieber häufig genug allerlei andere Krankheitsbilder vor.

Beim Chronischwerden der nicht oder nur mangelhaft behandelten Malaria kommt es zur sogenannten Malariakachexie, welcher die Befallenen ebenfalls nach Überstehen der eigentlichen Malaria noch erliegen können.

Alle Malariaformen neigen zu Rückfällen. — Mischinfektionen der einzelnen Malariaarten untereinander kommen vor. — Als Komplikationen finden sich Typhus, Ruhr und Rückfallfieber, als Nachkrankheit Schwarzwasserfieber.

Diagnose: Bei der typischen einfachen Tertiana und Quartana wird der Erfahrene in den meisten Fällen die Diagnose schon aus dem klinischen Bild stellen können. Dagegen versagt diese Methode bei der Tropica. Denn gerade die Tropica vermag mit allen möglichen anderen Krankheitsbildern verwechselt zu werden wie Typhus, Sepsis, Rückfallfieber, Leberabszeß, Meningitis u. a. m. Deshalb ist zur Stellung der Diagnose unbedingt die Untersuchung des Blutes im dicken Tropfen erforderlich. Auch sollte bei allen unklaren Fällen in den Tropen stets eine Blutuntersuchung gemacht werden, um das etwaige Vorhandensein einer Malaria auszuschließen. Bei negativem Blutbefund spricht die gute Wirkung von Chinin oder Plasmochin für die Mitbeteiligung einer Malaria bei einem sonstigen Krankheitsprozeß.

Behandlung: „Mit der Einführung des Plasmochin ist die Bekämpfung der Malaria in ein neues Stadium getreten“ (Mühlens). Die Behandlung der Tertiana und Quartana besteht in einer dreimaligen Gabe von 2 × 0,02 Plasmochin purum 7 Tage lang und dann noch über 5 Wochen wöchentlich an drei hintereinander folgenden Tagen. Bei der Malaria tropica verabfolgt man dieselben Mengen von Plasmochin compositum, in manchen Fällen wird man vielleicht noch $^1/_2$ g Chinin täglich dazugeben müssen. Die Nachkur erstreckt sich auch hier mit Plasmochin compositum über 5 Wochen. Eine Vollkur dauert also $6^1/_2$ Woche. Rückfälle sind grundsätzlich wie Ersterkrankungen zu behandeln. — Wird das Chinin per os schlecht vertragen, so gibt man intramuskuläre Einspritzungen. — Schwere Fälle von Tropica müssen sofort intravenös oder intramuskulär behandelt werden. Hier kommen noch Herzmittel und Kochsalzeingießungen in Frage.

Prognose: Bei Tertiana und Quartana ist die Prognose bei entsprechender Behandlung fast unbedingt günstig, Todesfälle im akuten Stadium sind kaum beobachtet. Bei der Tropica richtet sie sich nach der Schwere des Falles. Sofortige eingreifende Behandlung bessert die Prognose.

Verhütung: Neben gut schließenden Mückennetzen — mangelhaft schließende Netze stellen Mückenfallen dar — kommt vor allem eine regelmäßige Chinin-Plasmochinprophylaxe in Frage. In verseuchten Küstenplätzen ist der Ankerplatz nach Möglichkeit eine Seemeile von Land zu legen. Beurlaubungen nach Sonnenuntergang sind zu vermeiden, ebenso wie das Schlafen an Deck ohne Netz. Ankert das Schiff nahe der Küste, so ist das Anbringen von Gazefenstern empfehlenswert. Übernachten an Land und in den Hütten der Eingeborenen ist zu untersagen.

Die gefürchtetste Nachkrankheit ist das Schwarzwasserfieber. Das gilt besonders für die Malaria tropica. Wiederholte Erkrankungen an Malaria schaffen eine Disposition für Schwarzwasserfieber. Sein Auftreten ist an die Malaria gebunden, jedoch keineswegs in der Weise, daß dort, wo viel Malaria ist, auch viel Schwarzwasserfieber sein muß. Bevorzugt in dieser Richtung erscheint Westafrika. Die Entstehung des Schwarzwasserfiebers ist noch nicht ganz klar. Ausgelöst wird es vorwiegend durch eine kurativ oder prophylaktisch genommene Dosis von Chinin — andere Arzneimittel kommen kaum in Frage — und bedingt wird es durch den schlagartig einsetzenden massenhaften Zerfall von roten Blutkörperchen.

Im Anschluß an eine Chiningabe oder Durchnässung u. a. befällt den Kranken bei scheinbar vollster Gesundheit ein durchdringender Schüttelfrost, die Körperwärme steigt steil auf 40°, Milz und Leber schwellen, es treten kolikartige Durchfälle, Nasenbluten und Hautblutungen auf. Die Haut wird zitronen- bis olivfarben und es entleert sich eine kleine Menge kirschsuppenfarbiger bis schwarzbrauner Harn, in dem reichlich Blut und Eiweiß enthalten sind. Hält sich die 24stündige Harnabsonderung auf 200 ccm, so droht keine unmittelbare Gefahr. Versiegt dagegen die Harnmenge gänzlich und entleert sich 36 Stunden überhaupt kein Urin, dann ist die Prognose sehr schlecht (R. Ruge). Unter gewaltigem Schweißausbruch fällt meist nach 2—3 Tagen das Fieber ab und die Erholung tritt ein. Indessen vermag der Kranke schon dem ersten Anfall zu erliegen. Die Behandlung hat zunächst jegliches Chinin zu vermeiden und Plasmochin dafür einzusetzen. Durch reichlich Getränke muß man die Nierenabsonderung in Gang zu halten versuchen. Herzmittel und Tropfeinläufe kommen in Frage. Später versucht man vorsichtig eine Chiningewöhnungskur einzuleiten. Die Prognose hängt ganz von der Schwere des einzelnen Falles ab. Die Letalität kann bis zu 80 vH steigen. Zur Verhütung gilt das für die Malaria gesagte. Alkohol sollte man vermeiden.

2. Schlafkrankheit.

Verbreitung: Die Schlafkrankheit kommt nur in Afrika vor, und zwar vorzugsweise an der Westküste und im Kongogebiet. Während des Weltkrieges hat sie erheblich an Verbreitung zugenommen.

Ursache: Der Erreger ist das *Trypanosoma gambiense* (Dutton 1901, Bruce 1903) und das *Tr. rhodesiense* (?). Morphologisch sind beide nicht voneinander zu unterscheiden, das *Tr. rhodesiense* soll aber virulenter sein.

Überträger: In Frage kommen *Glossina palpalis* und *Gl. morsitans*. In der Fliege findet eine starke Vermehrung der Keime statt. Sie überträgt diese durch Stich. Eine einmal infizierte Fliege bleibt wahrscheinlich ihr ganzes Leben ansteckungsfähig.

Krankheitserscheinungen: Es kommt 24 Stunden nach dem Stich unter Fieber zu einer Art Primäraffekt, in dem sich Trypanosomen nachweisen lassen. Sie finden sich auch ganz kurze Zeit nach dem Stich im Blut. — Zweckmäßig unterscheidet man drei Abschnitte. Im ersten Stadium sieht man die Trypanosomen im Blut, sie machen aber noch keinerlei Krankheitserscheinungen. Im zweiten Stadium entwickeln sich unregelmäßige Fieberschube mit Erythemen. Nach den mit Schüttelfrost einhergehenden Anfällen tritt Schlafsucht ein, es kommt unter Umständen zur Schwäche der Beine. Wichtig ist die Schwellung der Hals- und Nackenlymphdrüsen, in denen sich der Erreger nachweisen läßt. Während des Fiebers sieht man den Erreger auch im Blut. Das dritte Stadium — 9 bis 12 Monate nach der Infektion — umfaßt Erkrankungen des Zentralnervensystems. Tobsuchtsanfälle, Größenwahn u. a. treten auf. Langsam beginnt der Verfall und die Kranken enden im Koma oder an Kachexie. Es lassen sich jetzt in der Rückenmarksflüssigkeit Trypanosomen nachweisen.

Diagnose: Im Anfang ist die Diagnose nur durch die Blutuntersuchung im dicken Tropfen zu stellen. Später finden sich die Trypanosomen während der Fieberanfälle im Blut und im Drüsenpunktat und im letzten Stadium im scharf abgeschleuderten Liquor. — Malaria, Syphilis und Rückfallfieber können zu Verwechslungen Anlaß geben.

Behandlung: Die Behandlung besteht im ersten und zweiten Stadium in Einspritzungen von Bayer 205, später Tryparsamid.

Prognose: Dank der Einführung des Bayer 205 ist die Prognose des ersten und zweiten Stadiums gut zu nennen, bei dem dritten Stadium versagt es.

Verhütung: Die Verhütung besteht in der Vermeidung von Insektenstichen (s. Malaria).

3. Leishmaniasen: Orientbeule (Kala-Azar, Espundia).

Verbreitung: Die drei Erkrankungen finden sich in allen Erdteilen. Kala-Azar — innere Leishmaniase — bevorzugt Indien und wird auch in den Mittelmeerländern angetroffen. Die Orientbeule — oder Hautleishmaniase — ist im Orient weit verbreitet und führt die verschiedensten Bezeichnungen. Die Espundia (Haut und Schleimhautleishmaniase) hat in Südamerika ihre Heimat.

Ursache: Die Erreger sind die sogenannten Leishman-Donovanschen Körperchen (1903), die zu den Protozoen gehören. Morphologisch lassen sich die Erreger der verschiedenen Erkrankungen nicht unterscheiden, wohl aber kulturell.

Überträger: Die Frage der Überträger ist noch nicht endgültig gelöst. Am wahrscheinlichsten sind es *Phlebotomus*-Arten (Sandfliegen).

Krankheiterscheinungen: Die Inkubation bei Orientbeule dauert bis zu 70 Tagen. Die Beule sitzt mit Vorliebe auf der unbedeckten Haut. Zunächst findet sich ein kleiner Stich, der unter Papelbildung zerfällt. Oft sind zehn und mehr Geschwüre vorhanden. Einzelstehende Geschwüre fließen nicht selten ineinander. Sie sind mit einer Kruste bedeckt und mit einem wallartigen Rand umgeben. Später kann es bei lange bestehenbleibenden Geschwüren zu großen Substanzverlusten kommen.

Diagnose: Im Rande der Beule lassen sich die L.-D.-Körperchen in Gewebszellen liegend nachweisen. Bei der Diagnose sind hauptsächlich zu berücksichtigen: Gummen, Hauttuberkulose und Frambösie.

Behandlung: Die Behandlung besteht in Antimonpräparaten, Berberinsulfat, Salvarsan, Röntgenbestrahlungen und Vereisung mit Kohlensäureschnee. Eine Spontanvernarbung im Laufe von Jahren und Monaten kommt vor.

Verhütung: Die Verhütung besteht in der Vermeidung von Insektenstichen (siehe auch Malaria).

Die noch durch die L.-D.-Körperchen hervorgerufene Kala-Azar und die Espundia sind für den weißen Seemann praktisch ohne Bedeutung. Auch Inder werden nur selten mit Kala-Azar eingeliefert.

4. Amöbenruhr.

Verbreitung: Die Amöbenruhr ist mehr oder weniger in fast allen tropischen und subtropischen Gegenden anzutreffen.

Ursache: Der Erreger ist die *Entamoeba histolytica* (Schaudinn 1903). Sie kommt vor als Dauerstadium (Zyste) und als vegetative Form. Bei der ruhenden Amöbe lassen sich Ento- und Ektoplasma deutlich unterscheiden. Die Ruhramöben enthalten im Gegensatz zu anderen Amöben häufig rote Blutkörperchen, dagegen fast nie Bakterien. Im Darm vermehren sie sich wahrscheinlich durch Zweiteilung.

Übertragung: Die Übertragung findet durch Kontakt, infizierte Wasseransammlungen und Trinkwasser statt. Auch Weiterverbreitung durch unsaubere Nahrungsmittel ist möglich.

Krankheitserscheinungen: Es treten bei akutem Beginn massenhafte, mit quälenden Tenesmen verbundene Durchfälle auf, die bald rein schleimig-blutig (himbeergeleeartig) werden. Die Kranken magern ab und verfallen infolge des starken Blut- und Flüssigkeitsverlustes. Es bestehen krampfartige Leibschmerzen und eine Druckempfindlichkeit des ganzen Dickdarmes, besonders der Umbiegungsstellen. Bei schweren akuten Fällen werden gangranöse Darmfetzen entleert und innerhalb weniger Tage endet die Erkrankung tödlich. Auf der anderen Seite geht die Ruhr in ein chronisches Stadium über, das sich über Jahre und Jahrzehnte erstrecken kann. — Häufig beginnt indessen die Amöbenruhr schleichend ohne größere Störungen des Allgemeinbefindens ohne eigentliche Dysenterieerscheinungen und kann deshalb jahrelang übersehen werden. Im Verlauf der Erkrankung entwickeln sich im Dickdarm zahlreiche Geschwüre, so daß die Gefahr eines Durchbruches in die Bauchhöhle besteht.

Diagnose: Eine sichere Diagnose ist nur durch eine mehrfach wiederholte Untersuchung des körperwarmen Stuhles möglich (Schleimflocken). Bei chronischen Fällen kommen Verwechslungen mit Gallenleiden, Appendizitis, Nierenbeckenerkrankungen vor.

Behandlung: Fast spezifisch wirkt Yatren 105 (Mühlens und Menk); Komplikationen bedürfen einer kombinierten Behandlung mit Emetin (siehe unten).

Prognose: Die Prognose ist meist günstig, unheilvoll sind die Folgen der vernachlässigten Fälle: Leberabszeß oder Colitis membranacea.

Der Leberabszeß kann selbst noch Jahre nach dem scheinbaren Überstehen einer Amöbenruhr auftreten. Er beginnt plötzlich mit unregelmäßigen Fieberschüben, Appetitlosigkeit und Verdauungsbeschwerden, Druck in der Lebergegend und Schulterschmerz rechts. Das Aussehen wird fahlgelb, gelegentlich stellt sich Husten ein. Der Kranke scheint seine Leber unter dem Arm zu tragen. Die Leukozyten und die Anamnese weisen auf eine Hepatitis oder schon einen Leberabszeß hin.

Im Stuhl finden sich oft genug noch Amöben. Manchmal gelingt es, mit Emetin und Yatren die Entwicklung des Leberabszesses aufzuhalten. Anderenfalls muß chirurgisch eingegriffen werden. Die Abszesse sind oft multipel und brechen auch spontan durch. Die Prognose ist bei rechtzeitigem Eingreifen nicht schlecht.

Typhus, Malaria und Rückfallfieber komplizieren häufig die Amöbenruhr.

Verhütung: Trinkwasser sollte stets abgekocht genossen werden. Vorsicht ist beim Genuß von Früchten geboten. Kontrolle des Lebensmittelhandels schützt vor Einschleppung der Amöbenruhr.

Ruhr ist meldepflichtig.

B. Durch Spirochäten und Leptospiren verursachte Krankheiten.

1. Rückfallfieber.

Verbreitung: Die Rückfallfieber sind über den ganzen Erdball verbreitet. Hauptsächlich sind sie heimisch in Rußland, Persien, Indien auch Ägypten, West- und Ostafrika weisen zahlreiche Erkrankungen auf- In Amerika und Australien ist das Rückfallfieber verhältnismäßig selten.

Ursache: Die Erreger sind die 1873 durch Obermeier gefundenen *Spirochäten.* Morphologisch lassen sich die einzelnen Rückfallfiebererreger nicht unterscheiden, wohl aber immunbiologisch.

Übertragung: Als Überträger kommen in Frage Läuse (Rußland, Westafrika) und verschiedene *Ornithodorus*-Arten (Zecken) (Spanien, Persien, Ostafrika, Sudan). In den infizierten Zecken ist eine Vererbung der Spirochäten auf die nächste und übernächste Generation möglich.

Krankheitserscheinungen: Die Inkubationszeit schwankt zwischen 2—14 Tagen. Der Anfall selbst beginnt mit einem durchdringenden Schüttelfrost. Das Fieber steigt rasch auf 39^0 und 40^0, und bleibt dann 2—3 Tage auf dieser Höhe, um dann plötzlich mit oder ohne Schweiß kritisch abzufallen. Nach etwa 8—10 Tagen wiederholt sich das Spiel, aber der Anfall ist kürzer und milder. Die Anfälle werden weiterhin kürzer und die Pause länger. Meist treten 3—5 Anfälle auf. Milz und Leber sind manchmal angeschwollen. Als Komplikationen finden sich deliröse Zustände, Nervenlähmungen, Iritis usw.

Diagnose: Die Diagnose läßt sich durch Blutuntersuchung im dicken Tropfen während des Fieberanfalles stellen. — Die einzelnen Anfälle ähneln denjenigen bei Malaria und Grippe.

Behandlung: Eine Salvarsaneinspritzung auf der Höhe des Anfalls unterbindet die weitere Entwicklung der Krankheit.

Prognose: Die Sterblichkeit ist nicht groß, 1—5 vH. Bei kompliziertem Rückfallfieber, dem sogenannten biliösen Typhoid, schnellt die Todesziffer bis auf 50 vH und mehr.

Verhütung: Man vermeide verlauste und verzeckte Gaststätten. Das Übernachten in Eingeborenenhütten ist gefährlich (Zeckenbisse).

Rückfallfieber ist meldepflichtig.

2. Frambösie.

Die Frambösie ist in den Tropen recht verbreitet und steht der Syphilis nahe, man hat sie auch die milde Zwillingsschwester der Syphilis genannt. Der Erreger — *Spirochaeta pertenuis* — ist schwer von der *Sp. pallida* zu unterscheiden. Die Hauptunterscheidungsmerkmale der beiden Krankheiten liegen u. a. darin, daß die Frambösie kaum jemals durch den Geschlechtsverkehr übertragen wird, dagegen bei Syphilis der Geschlechtsverkehr die Hauptrolle spielt. Frambösie verursacht nie Späterkrankungen des Zentralnervensystems, sie ist auch nicht hereditär. Die Wassermannreaktion ist genau wie bei der Lues positiv. Dagegen sind die beiden Erkrankungen im Spätstadium (Knochenerkrankungen) kaum voneinander zu unterscheiden. Übertragen wird sie durch Kontakt oder rein mechanisch durch Insekten, die auf kleinen Schrunden die Erreger absetzen. Der Primäraffekt ist weich und hat das Aussehen einer Himbeere (Framboise). Salvarsan und Wismut wirken spezifisch. — Für den Seemann hat die Erkrankung kaum größere Bedeutung.

3. Weilsche Krankheit, 4. kurzfristige Leptospirenfieber, 5. Rattenbißfieber.

Die Weilsche Krankheit kommt auch in der gemäßigten Zone vor. Sie hat insofern für den Seemann Bedeutung, als Fälle nach Baden in Flüssen und Sturz in schmutziges Wasser nicht so selten beobachtet sind. Die Erreger — *Leptospira icterohaemorrhagiae* — werden von Ratten beherbergt, welche sie mit dem Urin ausscheiden. Der Krankheitsverlauf ist, da er auch hier beobachtet wird, als bekannt vorausgesetzt. — In die Gruppe der Weilkrankheiten gehören auch die japanischen Siebentagefieber und die sogenannten kurzfristigen Leptospirenfieber in Niederländisch-Indien. Sie ähneln leichten Weilfällen. Die Behandlung ist rein symptomatisch. — Das Rattenbißfieber, eine Erkrankung, die vorzugsweise in Japan, Indien und Italien vorkommt, hat insofern für den Seemann eine gewisse Bedeutung, als nicht ganz selten Seeleute von (infizierten) Ratten gebissen werden. Der Erreger ist das *Spirillum morsus muris*. Man findet an der Bißstelle eine Art Primäraffekt nach 14 Tagen mit entsprechender Lymphdrüsenschwellung. Unter sich häufig wiederholenden Fieberanfällen, die durch fieberfreie Pausen voneinander getrennt sind, bildet sich ein Exanthem, das von der Bißstelle ausgehend den ganzen Körper überziehen kann. Nach Wochen bis Monaten tritt in vielen Fällen Selbstheilung ein, Salvarsan wirkt spezifisch.

C. Durch Bakterien verursachte Krankheiten.

1. Bazillenruhr.

Verbreitung: Die Bazillenruhr ist eine ausgesprochene kosmopolitische Krankheit. Sie wird hier nur deshalb erwähnt, weil sie in den Tropen wesentlich häufiger vorkommt und öfter zu Epidemien führt.

Ursache: Die Erreger sind die giftigen Kruse-Shiga-Bazillen und die Pseudoruhrbazillen (Flexner, Strong, Y).

Übertragung: Die Ruhr wird von Mensch zu Mensch durch Kontakt oder Bazillenausscheider übertragen. Haus- und Abwässer sowie Staub können zur Weiterverbreitung beitragen, ebenso unsaubere Nahrungsmittel.

Krankheitserscheinungen: Die Inkubationszeit beträgt 2—10 Tage. Das Krankheitsbild der Ruhr kann sehr verschieden gestaltet sein. Vom ziemlich harmlosen Katarrh bis zur schweren toxischen Ruhr kommen alle Übergänge vor. Amöben- und Bazillenruhr sind klinisch häufig voneinander nicht zu unterscheiden. Auch bei der Bazillenruhr sind die Erscheinungen fast ausschließlich auf den Dickdarm beschränkt. Der sonstige Verlauf der Ruhr wird als bekannt vorausgesetzt.

Diagnose: Bei ausgesprochenen Fällen in einer Epidemie ist die Erkennung leicht. Auch leichte Fälle sollten stets auf Bazillen untersucht werden. Die bakteriologische Untersuchung, die leider häufig versagt, muß durch die serologische Untersuchung ergänzt werden.

Behandlung: In den ersten Tagen sind große Gaben von Ruhrserum zu versuchen, im übrigen beschränkt man sich auf symptomatisch-diätätische Behandlung.

Prognose: Bei den Pseudoruhren ist sie meist günstig. Dagegen findet sich bei der echten giftigen Ruhr nicht selten eine hohe Sterblichkeit.

Vorbeugung: Man vermeide verunreinigte Nahrungsmittel. Die Kranken müssen, um weitere Verschleppungen zu verhüten, abgesondert werden. Ruhrimpfung gewährt etwa 6 Monate guten Schutz.

Ruhr ist meldepflichtig.

2. Cholera asiatica.

Verbreitung: An sich ist auch die Cholera als kosmopolitische Erkrankung zu betrachten. Indessen hat sie in den letzten Jahrzehnten ihre Bedeutung für das westliche Europa völlig verloren. Endemisch tritt sie in Indien und Südchina auf, von wo gelegentlich Epidemien ausgehen.

Ursache: Der Erreger ist der *Choleravibrio* (Koch 1893).

Übertragung: Die Übertragung erfolgt meist durch verseuchtes Wasser, außerdem durch Kontaktinfektion und Bazillenträger. Diese schleppen die Krankheit weiter.

Krankheitserscheinungen: Die Inkubation beträgt 12—48 Stunden. Auch hier lassen sich leichte Fälle (geringer Durchfall), mittlere (Cholerine mit Reiswasserstühlen) und der typische Choleraanfall unterscheiden. In allen drei Arten kann man sich Choleravibrionen aus dem Stuhl züchten. Bei dem typischen Anfall treten massenhafte Durchfälle von reiswasserähnlicher Beschaffenheit auf. Dazu gesellen sich Erbrechen und Aufstoßen. Die Kranken verfallen rasch, die Haut wird blaugrau und läßt sich infolge des starken Wasserverlustes in großen Falten abheben. Die Körperwärme sinkt auf 35^0. Die Harnausscheidung vermindert sich und es stellen sich Waden- und Bauchmuskelkrämpfe ein. Typisch ist die sogenannte Vox cholerica. Schließlich geht der Kranke im Kollaps zugrunde.

Diagnose: Bei ausgeprägten Fällen ist die Diagnose nicht schwierig. Ist die Erkrankung nicht vollentwickelt, so muß eine mehrfache bakteriologische Untersuchung ausgeführt werden. — Choleraähnliche Erscheinungen trifft man auch bei allen möglichen Vergiftungen und der sogenannten Cholera nostras. Agglutination ist beweisend. — Mikroskopisch läßt sich die Diagnose in vielen Fällen an den mit Ziehlschen Karbolfuchsin (1 : 10 verdünnt) gefärbten Schleimflocken stellen, welche die Vibrionen in Reinkultur enthalten.

Behandlung: Die Behandlung ist rein symptomatisch. Hitze, hypertonische Kochsalzlösungen und Herzmittel kommen hinzu.

Prognose: Die Prognose ist schlecht. Von unbehandelten Fällen sterben 80 vH.

Verhütung: Irgendwelche verdächtigen Wasser sind als Wasch- und Trinkwasser zu vermeiden. Alles Wasser muß abgekocht werden. Kranke und Keimträger sind zu isolieren. Schutzimpfungen haben sich sehr bewährt.

Cholera ist meldepflichtig.

3. Maltafieber (undulierendes Fieber).

Verbreitung: Maltafieber findet sich überall in den Tropen. In den Mittelmeerprovinzen Frankreichs hat es in den letzten Jahren eine große Ausbreitung erlangt.

Ursache: Der Erreger ist die *Brucella* sive *Microbacillus melitensis* (Bruce 1887).

Übertragung: Vorzugsweise findet sich der Bazillus im Urin und in der Milch von Maltaziegen. Die Tiere selbst zeigen kaum Krankheitserscheinungen. Durch Umgang mit den Ziegen und durch den Genuß von ungekochter Milch oder Käse erkrankt der Mensch. Er scheidet die Bazillen mit dem Urin wieder aus.

Krankheitserscheinungen: Die Inkubationszeit schwankt zwischen 4—21 Tagen. Der typische Verlauf eines Maltafiebers erfolgt in Schüben, die sich über Monate in Form einer Septikämie hinziehen und von fieberfreien Zeiten unterbrochen sind (daher: undulierendes Fieber). Schmerzen im Epigastrium sowie eine hartnäckige Verstopfung sind charakteristisch. Erbrechen und Singultus sind nicht selten. Nasenbluten kommt häufig vor. Leber- und Milzgegend sind druckempfindlich. Leukopenie ist meist ausgesprochen. Eine Agglutination mit inaktiviertem Serum 1 : 50 gilt als beweisend. — Später stellen sich Schlaflosigkeit und allerlei nervöse Erscheinungen ein. Nachkrankheiten wie Orchitis, Neuralgien, Gelenkschwellungen kommen oft erst spät zum Ausbruch. Maltafieberfolgen machen sich noch nach Jahren bemerkbar. — Neben typischen Maltafieberkranken gibt es auch sogenannte ambulatorische Fälle.

Diagnose: Die Erkennung ist meist schwierig, da allerlei andere Erkrankungen wie Typhus, Wurmkrankheit und Malaria ähnliche Erscheinungen machen. Untersuchung des Blutes (Blutkultur usw.) und des Urins sichert die Diagnose.

Behandlung: Die Behandlung besteht in Salvarsan und Argochrom. Durch Maltafieberimpfstoff sind ebenfalls gute Erfolge erzielt.

Prognose: Die Prognose ist fast durchweg günstig. Aber schwierige Erholung. Die Sterblichkeit beträgt 2—4 vH.

Verhütung: Gründliche Reinigung nach dem Hantieren mit verdächtigen Ziegen ist empfehlenswert. Der Genuß von Käse und ungekochter Ziegenmilch ist durchaus zu vermeiden.

4. Pest.

Verbreitung: Die Pest geht in Epidemien von den sechs Pestherden aus, die sich in Asien und Afrika befinden.

Ursache: Der Erreger ist der *Pestbazillus* (Kitasato und Yersin 1894).

Übertragung: Die Lungenpest wird von Mensch zu Mensch weiter verbreitet. Die anderen Pestformen werden durch die Flöhe (vorwiegend Pulex cheopis) der Pestratten übertragen.

Krankheitserscheinungen: Man unterscheidet fünf Gruppen: Bubonen-, Lungenpest, Pestseptikämie, Hautpest und ambulatorische Pest. Die Bubonenpest ist am häufigsten. Es bilden sich unter plötzlichem Schüttelfrost und hohem Fieber Bubonen (Leisten- 50 vH, je 25 vH axillare und zervikale Drüsenschwellungen). Entweder kommt es nach 2—7 Tagen zur Entfieberung oder aber es bilden sich hämorrhagische Flecke am ganzen Körper und unter wilden Delirien erfolgt der Tod im Kollaps. Die Lungenpest ähnelt der Pneumonie. Die mikroskopische Untersuchung sichert die Diagnose. Pestseptikämie verläuft in wenigen Tagen ohne starke Beeinträchtigung des Allgemeinbefindens tödlich. Hautpest entwickelt sich aus einer Pustel, die platzt und deren Grund nekrotisch wird. Im Anschluß hieran entsteht häufig eine Sepsis. Als Nachkrankheit hat der Pestmarasmus zu gelten.

Diagnose: Bei ausgebildeten Fällen stößt man nicht auf Schwierigkeiten. Dagegen ist man bei der Pestis minor (ambulatorische Pest) häufig auf Vermutungen angewiesen. Mikroskopische Untersuchung des Drüsenpunktates usw. sichert die Erkennung.

Behandlung: Die Erfolge mit Pestserum sind noch unsicher. Im übrigen empfiehlt sich symptomatische Behandlung.

Prognose: Die Sterblichkeit schwankt zwischen 35 und 95 vH. Bei Lungenpest ist sie am höchsten.

Verhütung: Die Hauptsache ist die Vernichtung der Pestratten. Pestkranke müssen strengstens abgesondert werden.

Pest ist meldepflichtig.

5. Psittakosis (Papageienkrankheit).

Verbreitung: Die Verbreitung ist auf diejenigen Personen beschränkt, die mit den erkrankten Papageien in nähere Berührung kommen.

Ursache: Der Erreger ist der *Bacillus psittacosis* (Nocard 1893). Er gehört in die Gruppe der *Salmonellen* (Typhus-Coligruppe).

Übertragung: Die Psittakosis wird durch erkrankte amerikanische Papageien auf ihre Pfleger übertragen. Die befallenen Tiere sind freßunlustig, zeigen gesträubte Federn und sitzen teilnahmslos da. Unter massenhaften Durchfällen gehen sie meist in 10—20 Tagen ein.

Krankheitserscheinungen: Die Inkubation beträgt 8—9 Tage. Die ersten Anzeichen sind meist aphthen- oder diphtherieähnliche Mundentzündungen, die durch das Eindringen der Bazillen in die Mundschleimhaut hervorgerufen werden (unsaubere Finger). Das gleichzeitig erscheinende Fieber ist hoch und völlig unregelmäßig. Milzschwellung ist ausgeprägt. Während der Erkrankung besteht durchweg eine hartnäckige Verstopfung. Nur selten findet eine (dünnflüssige, stinkende) Stuhlentleerung statt. Dazu gesellen sich nervöse Störungen (Schlafsucht). Das Hauptzeichen ist die Mitbeteiligung der Lungen in Form einer das sonstige schwere Krankheitsbild nicht recht erklärenden Lungenentzündung. Unter langsamem Abklingen erfolgt Besserung oder es tritt unter zunehmendem Kräfteverfall der Tod ein.

Diagnose: Die Erkennung ist ohne genaue Kenntnis der Vorgeschichte nicht leicht. In Frage kommen Paratyphus und Grippe. Untersuchung des Blutes (Kultur, Agglutination) und des Stuhles sichert die Diagnose.

Behandlung: Die Behandlung ist genau wie bei anderen durch die Typhus-Coligruppe verursachten Erkrankungen rein symptomatisch.

Prognose: Die durchschnittliche Letalität beträgt nach Rho etwa 35 vH.

Verhütung: Sämtliche eingeführte Papageien sind ebenso wie ihre Pfleger einer strengen Untersuchung und unter Umständen einer längeren Beobachtung zu unterziehen. Kranke Tiere und ihre Ausscheidungen sind zu vernichten.

Psittakose ist meldepflichtig.

D. Krankheiten mit noch nicht sicherer Ätiologie.

1. Gelbfieber.

Verbreitung: Anscheinend sind Westindien und ein Teil der westafrikanischen Küste die Heimat des Gelbfiebers. Von Mittelamerika hat es sich von Zeit zu Zeit in größeren Epidemieschüben nach Nord und Süd ausgebreitet. Jetzt bestehen die Hauptgelbfieberherde in Brasilien (Rio de Janeiro, Santos) und an der westafrikanischen Küste (Elfenbeinküste, Dahomey, Sierra Leone u. a.).

Ursache: Der Erreger des Gelbfiebers ist noch nicht bekannt. Die Gelbfieberspirochäte Noguchis erwies sich als Irrtum. Über den von Kuczinsky gefundenen *Bacillus hepatodystrophicans* sind noch weitere Nachprüfungen von anderer Seite erforderlich.

Überträger: Als Überträger ist die zu den Stechmücken gehörige *Aedes aegypti* (*Stegomyia fasciata* sive *calopus*) anzusehen.

Krankheitserscheinungen: Die Inkubation beläuft sich auf 3—5 Tage. Der typische Gelbfieberfall läßt sich in drei Fieberabschnitte teilen. Der erste Teil dauert 3 Tage, im zweiten kommt es für wenige Stunden zum Fieberabfall. Nach dem dritten Abstieg tritt entweder Rekonvaleszenz oder Exitus ein. Der Beginn ist plötzlich mit hohem Fieber und schwerem Allgemeinleiden. Erbrechen tritt hinzu. Am dritten Tage findet sich Eiweiß im Urin gleichzeitig mit dem Einsetzen der typischen Gelbfärbung. Mit ihr zusammen erscheint auch das Erbrechen von kaffeesatzartigen Massen (Vomito negro), dazu gesellen sich blutige Durchfälle. Es erfolgt dann der erwähnte kurzdauernde Fieberabfall ohne wesentliches Nachlassen der Krankheitserscheinungen. Die Urinausscheidung nimmt ab. Fällt das Fieber unter Steigen der Urinmenge, so tritt Erholung ein, die aber Wochen beansprucht. Im anderen Falle erfolgt der Tod unter meningitischen oder urämischen Zeichen. Das Gelbfieber zeigt in seinem Verlauf zahlreiche Abweichungen. Besonders gefährlich für die Weiterverbreitung sind die abortiven Fälle, die überhaupt nicht zu schwererer Erkrankung führen, und so der Absonderung entgehen.

Diagnose: Während einer Epidemie bietet die Erkennung keine Schwierigkeiten, abortive Fälle entziehen sich oft der Entdeckung. Verwechslung mit Weilscher Krankheit, dem biliösen Typhoid Dengue und Grippe sind möglich.

Behandlung: Die Behandlung ist rein symptomatisch.

Prognose: Für Neuankömmlinge ist die Prognose stets ernst. Leute über 50 Jahre erliegen der Erkrankung durchweg. Sonst schwankt die Sterblichkeit zwischen 35 und 65 vH.

Verhütung: Die Verhütung besteht in der Vernichtung des Überträgers.

Gelbfieber ist meldepflichtig.

2. Dengue.

Verbreitung: Dengue ist in allen Erdteilen der tropischen und subtropischen Zone bekannt. Die letzte große Epidemie befiel Griechenland.

Ursache: Der Erreger ist noch unbekannt. Man vermutet eine Spirochäte als Ursache.

Überträger: Als Überträger kommen wahrscheinlich *Stegomyia*-Arten in Betracht.

Krankheitserscheinungen: Die Inkubationszeit beläuft sich bei künstlicher Überimpfung von Blut auf 3—7 Tage. Der Beginn ist ganz plötzlich mit Schüttelfrost, Fieber und ausgesprochenem Krankheitsgefühl. Die Erscheinungen haben oft mit Grippe eine gewisse Ähnlichkeit. Fast regelmäßig sind die Kniegelenke befallen, die dem Kranken dann einen eigentümlich steifgezierten Gang verleihen. Nach 2—5 Tagen fällt das Fieber unter Schweiß und Aufschießen eines masernartigen Exanthems ab, das nach 24 Stunden kleienförmig abschuppt. Rückfälle und Wiedererkrankungen sind nicht selten. — Das Blut zeigt Leukopenie und relative Lymphozytose.

Diagnose: Die Erkennung ist nicht immer leicht. Das Exanthem wird meist die Diagnose sichern.

Behandlung: Die Behandlung ist rein symptomatisch.

Prognose: Die Prognose ist durchaus gut. Die Rekonvaleszenz dauert verhältnismäßig lange (Nervosität, Schlaflosigkeit). Die Sterblichkeit ist unter 1 vH.

Vorbeugung: Mückenbekämpfung ist auch hier die Hauptsache (siehe auch Malaria).

3. Pappatacifieber.

Verbreitung: Zuerst wurde das Pappatacifieber in Dalmatien erforscht. Weitere Untersuchungen ergaben, daß es über die ganzen Tropen und Subtropen verbreitet ist.

Ursache: Der Erreger ist bisher nicht gefunden. Vielleicht sind es Leptospiren.

Überträger: Als Überträger kommen *Phlebotomus*-Arten in Frage.

Krankheitserscheinungen: Die Inkubation dauert 10—14 Tage. Die Erscheinungen ähneln denen der Dengue. Die Krankheit verläuft aber rascher und milder. Der Puls ist im Verhältnis zur Fieberhöhe verlangsamt. Verschiedenartige Erytheme werden beschrieben. Durchfälle werden beobachtet.

Diagnose: Verwechslungen mit Grippe, Gastroenteritis sind möglich. Dengue tritt vorzugsweise im Herbst, Pappataci mehr im Frühling auf. Pappataci macht mehr Rückfälle als Dengue.

Behandlung: Die Behandlung ist rein symptomatisch.

Prognose: Die Prognose ist durchaus gut.

Verhütung: Auch hier ist die Bekämpfung der Überträger das Wichtigste.

4. Fleckfieber.

Verbreitung: Im westlichen Europa ist das Fleckfieber seit Jahrzehnten praktisch verschwunden. In Europa sind Rußland und Polen am meisten verseucht. Im Orient tritt es häufig auf, ebenso in Nordafrika. Auch in Mittel- und Südamerika ist es verbreitet. — In Nordamerika findet sich eine Abart, das Rocky mountains spotted fever, das durch eine Holzbockart übertragen wird.

Ursache: Der Erreger ist wahrscheinlich die *Rickettsia prowazeki*, die sich in den Magenzellen der infizierten Läuse findet.

Überträger: Die Überträger sind Kleiderläuse, seltener Kopfläuse.

Krankheitserscheinungen: Die Inkubation beläuft sich auf 7 bis 12 Tage. Mit Frost und ansteigendem Fieber beginnt die Erkrankung meist ziemlich plötzlich. Das Fieber bleibt gewöhnlich etwa 8 Tage auf einer Höhe von 39°—40° mit kleinen Remissionen, um dann innerhalb von 4—5 Tagen staffelförmig oder kritisch abzufallen. Kopf- und Kreuzschmerzen sind ausgeprägt, das Gesicht ist gedunsen und gerötet. Daneben besteht allgemeine Unruhe. Das charakteristische bläulich-rötliche Exanthem erscheint unter Schwererwerden der Erkrankung am 3. bis 5. Tage. Befallen werden vorzugsweise die Streckseiten der Gließmaßen. Gesicht und Nacken bleiben meist frei. Später kommt es zu kleienförmiger Abschuppung. Leber und Milz sind oft druckempfindlich und vergrößert. Als Komplikationen treten in Erscheinung Typhus, Rückfallfieber und Malaria.

Diagnose: Verwechslung mit Typhus und Rückfallfieber in den ersten Tagen kann vorkommen, das erscheinende Exanthem führt auf den richtigen Weg. Positiver Ausfall der Weil-Felixschen Reaktion mit Proteus X 19 ist beweisend.

Behandlung: Die Behandlung ist rein symptomatisch. Mit Novasurol lassen sich nach Mühlens Abkürzungen erzielen.

Verhütung: Die Verhütung besteht in streng durchgeführter Entlausung.

Fleckfieber ist meldepflichtig.

E. Auf Nährschädigungen zurückgeführte Krankheiten.

1. Beriberi.

Verbreitung: Beriberi wird in allen tropischen Zonen beobachtet. Die beiden Hauptmittelpunkte sind Asien und Brasilien. Da die Krankheit an die Ernährung gebunden ist, besteht keine Abhängigkeit vom Klima.

Ursache: Durch Fehlen bzw. *Mangel an Vitamin B* entsteht die Erkrankung und zwar hauptsächlich bei Völkern, die polierten Reis essen, d. h. Reis, der seiner vitaminhaltigen Hülle beraubt ist.

Krankheitserscheinungen: Die Inkubation schwankt zwischen 1 bis 3 Monaten. Man unterscheidet zwei Formen:

1. Segelschiffberiberi (Nocht). Es handelt sich hier um das Auftreten von Ödemen der Knöchel bis sogar zur Brust. Kurzatmigkeit, Herzklopfen, leichte Störungen der Sensibilität, welche die Besatzungen von Segelschiffen befallen, wenn sie monatelang nur auf Konserven angewiesen sind. Hier kommt demnach ein allgemeiner Vitaminmangel als Ursache in Frage, während bei der tropischen Beriberi ausschließlich der Mangel an Vitamin B die Veranlassung ist.

2. Die eigentliche Beriberi läßt sich einteilen in die atrophische und die hydropische Form. Die Fälle der ersten Gruppe sind durch Anästhesien und Entartungen der peripherischen Nerven, die bis zur vollständigen Lähmung führen können, gekennzeichnet. — Bei der hydropischen Form stehen Ödeme und Störungen des Herzens im Vordergrund. Atemnot und Beklemmungen erreichen gefährliche Grade. Die Ödeme gehen bis zur Brust. Auch die peripherischen Nerven sind ergriffen, aber nicht in dem Maßstabe wie bei der ersten Form. Ferner kommen Erkrankungen vor, die innerhalb von 24 Stunden tödlich verlaufen. Komplikationen mit Typhus, Ruhr und Malaria werden beobachtet.

Diagnose: Bei voll entwickelten Bildern ist die Erkennung nicht schwer. Etwaige sonstige Erkrankungen des Nervensystems oder innerer Art lassen sich schon dadurch mit ziemlicher Sicherheit ausschließen, daß es sich vorwiegend um reisessende Asiaten handelt.

Behandlung: Reichlich frisches Gemüse, und Vitamin B.

Prognose: Bei entsprechender Behandlung ist die Prognose durchweg günstig. Fälle mit Nervenerscheinungen bedürfen verhältnismäßig langer Zeit zur Wiederherstellung.

Verhütung: Der geschälte Reis muß durch Zugabe von ungeschältem Reis vitaminhaltig gemacht werden. Im übrigen kommt reichlich Frischproviant in Frage.

2. Skorbut.

Verbreitung: In früheren Zeiten war Skorbut *die* Erkrankung der Seeleute. Skorbut hat bei den verschiedenen Marinen aller Nationen der vergangenen Jahrhunderte mehr Opfer gefordert als alle Seekriege zusammen (R. Ruge). Er ist eine Mangelkrankheit und daher ebensowenig an ein Klima gebunden wie die Beriberi.

Ursache: Die Ursache ist der *Mangel an Vitamin C.*

Krankheitserscheinungen: Die Inkubation berechnet man auf 1 bis 3 Monate. Das Allgemeinbefinden ist oft nicht sehr gestört. Der Beginn wird mit Zahnfleichblutungen und in weiteren Verlauf mit Gingivitis eingeleitet. An sie können sich später Haut- und Muskelblutungen anschließen. Blutungen in das Unterhautzellgewebe kommen gleichfalls vor. Im Blut prägt sich sekundäre Anämie aus. Anfangs stehen häufig unbestimmte rheumatische Beschwerden im Vordergrund, so daß die Erkrankung zunächst verkannt wird. Als Komplikationen sind Ödemkrankheit und Hemeralopie erwähnenswert.

Diagnose: Zahnfleichblutungen und Gingivitis ohne sonstige Ursache lenken den Verdacht auf Skorbut. Auf Verwechslung mit Muskelrheumatismus wurde schon hingewiesen.

Behandlung: Reichliche Zufuhr von frischem Gemüse, Citronensaft und Obst (Vitamin C) beseitigt in kurzer Zeit die Erscheinungen.

Prognose: Die Prognose ist bei rechtzeitiger Behandlung durchaus günstig.

Verhütung: Reichlich Frischproviant verhütet das Aufkommen von Skorbut.

F. Durch Würmer hervorgerufene Krankheiten.

Hier sind zu nennen Trematoden und Nematoden. Durch die erste Gruppe — Trematoden — werden die verschiedenen Formen der *Schistosomiasis* oder *Bilharzia* hervorgerufen. Man unterscheidet drei Krankheitsformen, deren Ursache nahe miteinander verwandte Würmer sind: Die Schistosomiasis urinaria, intestinalis und japonica.

Die erste Wurmart verursacht im Laufe der Erkrankung vorwiegend Blasenentzündungen, an die sich allerlei Fisteln und Wucherungen anschließen, die nicht so selten in bösartige Geschwülste übergehen. Bei Erkrankung durch die zweite Gruppe ist vorzugsweise der Darm beteiligt, später treten septische Prozesse in manchen Fällen hinzu. Durch Milz- und Leberschwellung mit Ascites ist die letzte Krankheitsform gekennzeichnet. Die beiden letzten Gruppen beginnen häufig mit Fieber und Urticaria.

Die Erreger machen einen doppelten Entwicklungsgang durch. Die Eier werden mit Urin oder Kot ins Wasser entleert. Hier entwickeln sich aus den Eiern die Miracidien, die in bestimmte Schnecken eindringen. Als Cercarien verlassen sie die Schnecken, bohren sich bei dem badenden Menschen durch die Haut ein und gelangen dann in den Kreislauf. Die Behandlung mit Antimonpräparaten ist recht erfolgreich.

Durch Nematoden wird die Ancylostomiasis erzeugt, sie stimmt mit der Bergarbeiterkrankheit überein. Als Erreger kommt in den Tropen neben dem Ancylostoma duodenale auch der Necator americanus in Frage.

Zum Schluß seien noch die Filarienkrankheiten kurz betrachtet, deren Ursache Nematoden sind. Hauptsächlich kommt in Frage die *Filaria bancrofti* und der *Dracunculus (Füllebornius) medinensis* (Medinawurm). Durch Insekten (Simulien) werden die Mikrofilarien aus dem Blut des Menschen aufgenommen und wachsen hier zu Filarien heran. Diese werden wieder durch die Stiche der genannten Insekten auf die Haut des Menschen gebracht, durch die sie einwandern. Im menschlichen Körper erfolgt die Reifung. Die Würmer halten sich bevorzugt in den Lymphspalten auf, so daß es im Verlauf von Monaten und Jahren zur Ausbildung der sogenannten Elefantiasis — einer chronischen Lymphstauung mit Entzündungen aller Art — kommt. Mit Vorliebe entwickelt sich die Elefantasis an den Beinen und am Scrotum. Durch Mischinfektionen mit Strepto- und Staphylokokken wird das Krankheitsbild verschlimmert. Abszesse gesellen sich hinzu. Die Filaria bancrofti findet sich in allen Tropengegenden.

Die im Bindegewebe lebende *Loa loa*, die ausschließlich in Westafrika vorkommt, macht mit Ausnahme von gelegentlichen Schwellungen die mit Juckreiz verbunden sind, keinerlei Beschwerden. Bei der Durchwanderung der Augenbindehaut vermag man sie zu entfernen. — Der Nachweis der Mikrofilarien geschieht im lebenden Blut oder im dicken Tropfen. Bei der *Filaria bancrofti* muß das Blut nachts untersucht werden.

Der *Medinawurm* ist nicht so stark verbreitet. In Arabien, Afrika ist er häufig, ferner ist er gefunden in Indien, Brasilien und auf den Fidschiinseln. Die Larve wird von Zyklopskrebschen gefressen und wird dort infektionstüchtig. Die infizierten Krebschen werden mit dem Trinkwasser verschluckt und entwickeln sich im Menschen nach Jahresfrist zu 1 m langen Würmern. Meist sind es 2—3 Exemplare. Sie zeigen sich mit Vorliebe unterhalb des Knies, wo das Weibchen ein Geschwür erzeugt, in dessen Grund ihr Vorderende liegt, um bei gegebener Gelegenheit die Larven ins Wasser zu entleeren. Chirurgisches Vorgehen ist die zweckmäßigste Behandlung.

G. Tropische Haut- und Geschlechtskrankheiten.

1. Lepra.

Verbreitung: Die Lepra ist in den Tropen ungeheuer verbreitet. In Europa findet sie sich nur noch in Norwegen, Rußland und den Randstaaten.

Ursache: Der Erreger ist der *Leprabazillus* (Hansen 1874).

Übertragung: Die Art der Übertragung ist noch nicht ganz klar. Vielleicht dringt der Bazillus durch eine Art Primäraffekt (Naseninnere) in den Körper ein.

Krankheitserscheinungen: Die Krankheit verläuft äußerst chronisch, manchmal unter jahrelangem Stillstehen und unter sehr uncharakteristischen Erscheinungen. Man unterscheidet Knoten- und Nervenaussatz. — Komplikationen mit Tuberkulose und Lues sind zahlreich.

Diagnose: In Ländern mit endemischer Lepra ist die Diagnose nicht schwer. Im übrigen kommen mannigfache Verwechslungen mit sonstigen Nerven- oder Hautkrankheiten vor. Verdächtig sind stets Verdickungen der fühlbaren Nerven. Bei zweifelhaften Fällen muß man den Nasenschleim auf Bazillen untersuchen oder aus einer mit Kanthariden gesetzten Hautblase die Bazillen nachweisen.

Behandlung: Bei der Behandlung haben sich Chaulmoograöl, Lopion, Nastin und Jodkali bewährt.

Verhütung: Die Kranken müssen aus ihrer gesunden Umgebung entfernt und in sogenannten Lepraheimen untergebracht werden.

Prognose: Klinische Heilungen sind bei manchen Fällen beobachtet worden.

2. Myositis tropica.

Eine eigenartige, vorzugsweise in den Tropen vorkommende Erkrankung ist die Myosistis tropica. Es handelt sich um Muskelabszesse, deren Ursache Staphylokokken sind. Alle Muskelgruppen können befallen werden. Der Beginn der Krankheit ist uncharakteristisch mit hohem Fieber und allgemeiner Mattigkeit. Die erkrankten Muskeln abszedieren, oder die Schwellungen bilden sich zurück. Beim Beginn fühlt man unter der Haut knorpelharte Infiltrate. In schweren Fällen führt die Myositis zum Tode. Die Behandlung besteht in Umschlägen und Ruhigstellung, später tritt chirurgische Behandlung hinzu. Die Diagnose stößt häufig auf Schwierigkeiten.

3. Durch Pilze verursachte Hautkrankheiten.

Durch Pilze verursachte Hautkrankheiten sind in den Tropen ungeheuer häufig. Hier interessieren der *tropische Ringwurm* und der *Schuppenringwurm*. Der Ringwurm beginnt meist in der Skrotalfalte und am Damm und bildet dann girlandenartige Bögen. Er ist sehr hartnäckig und kann unter Umständen Heimsendung erforderlich machen. Bei dem Schuppenringwurm bilden sich von mehreren Stellen aus ohne Entzündungserscheinungen kreisförmige, konzentrisch angeordnete Flecke, die aus ziemlich großen Schuppen bestehen. Treffen sich solche Ringe, so legen sich die Schuppen dachziegelförmig aufeinander. Die Erkrankung kann sich auf den ganzen Körper ausbreiten. Die Behandlung entspricht der sonst bei Pilzerkrankungen der Haut üblichen Methode.

4. Ulcus tropicum.

Weit verbreitet ist das sog. Ulcus tropicum. Die Erreger sind Spirochäten und fusiforme Bazillen. Diese Symbiose setzt sich in Hautdefekten fest und verwandelt diese, unterstützt von Unsauberkeit, in Geschwüre um. Diese sitzen aus naheliegenden Gründen mit Vorliebe am Unterschenkel und Knöchel. Bei Vernachlässigung werden diese Geschwüre immer größer und gehen bis zur Fascie und dem Knochen. Die Diagnose ist leicht zu stellen. Die Behandlung besteht in Salvarsan intravenös und äußerlich Salvarsanglyzerin, Dakinscher Lösung, bis sich das Geschwür gereinigt hat, dann leitet man Salbenbehandlung ein. Die Geschwüre sind sehr hartnäckig und neigen stark zu Rückfällen.

5. Der klimatische Bubo.

Der sogenannte klimatische Bubo ist in den letzten Jahren wesentlich häufiger zur Beobachtung gekommen. Der Erreger ist unbekannt. Die Übertragung erfolgt nach den Feststellungen des Verfassers in $^{9}/_{10}$ der Fälle durch Geschlechtsverkehr. Besonders verseucht sind anscheinend Niederländisch-Indien und Südamerika, aber auch aus Westafrika häufen sich die Fälle und in Europa sind ebenfalls in der letzten Zeit zahlreiche Erkrankungsfälle zur Beobachtung gelangt. Die Inkubation schwankt zwischen 8 und 28 Tagen. Eine Primärläsion kommt gelegentlich vor, sie verheilt meist nach 8—10 Tagen. Im Verlauf von 2—4 Wochen bilden sich einseitige oder doppelseitige Schwellungen der Leistendrüsen, die manchmal bis Faustgröße erreichen. Nicht selten werden die tiefen Beckenlymphdrüsen befallen. Von selbst findet nur in Ausnahmefällen eine Rückbildung des Bubo statt. Meist kommt es, wenn nicht eingegriffen wird, zu vielfachen eitrigen, monatelang fistelnden Einschmelzungen, aus denen sich dünnflüssiger Eiter entleert. Nach $1^{1}/_{2}$ Jahr und länger erfolgt dann die Vernarbung. Das Allgemeinbefinden ist nicht sehr beeinträchtigt. Gelegentlich sieht man rheumatoide Erscheinungen und Urticaria. Todesfälle kommen nicht vor. Die Erkennung ist meist nicht schwer, stets sollte man an Pestis minor denken. Eine Punktion und die Freische Eiterprobe sichern die Diagnose. Die Behandlung entfernt zweckmäßig einen Teil des eingeschmolzenen Drüsengewebes oder den ganzen Bubo, wenn er noch nicht durchgebrochen und nicht zu groß ist. Im übrigen kann man einen Versuch mit unspezifischer Eiweißbehandlung machen.

Von Marinestabsarzt Dr. **Heinrich Ruge,**
Kreuzer „Karlsruhe“, Kiel, s. Zt. Tropeninstitut Hamburg.

Infektionskrankheiten des Krankenpflegepersonals[1].

Mitteilungen über die Infektionskrankheiten des Krankenpflegepersonals im Sinne der Verordnung vom 11. Februar 1929 können im gegenwärtigen Moment meist nur allgemeiner Natur sein. Wenn ich aus den Erfahrungen meines engeren Wirkungskreises am Krankenhaus Charlottenburg-Westend sprechen sollte, so wäre zu konstatieren, daß bis zum Tage meines heutigen Vortrags kein entschädigungspflichtiger Fall vorgekommen ist, wenn auch eine ganze Anzahl von Fällen meldepflichtig wurden. Durch das Entgegenkommen des Herrn Gewerbemedizinalrats Dr. Gerbis (Berlin), dem auch an dieser Stelle mein Dank ausgesprochen sei, sind mir aber noch eine Reihe von einzelnen Daten und allgemeine Angaben zur Verfügung gestellt, die ich einem mir freundlichst überlassenen Vortragsmanuskript entnehmen durfte. Nach diesen letzteren Angaben wurden, wie vorweg genommen sein mag, im Jahre 1929 in Berlin 70 Fälle von Infektionskrankheiten des Pflegepersonals gemeldet, auf welche die Verordnung zutraf. In 14 Fällen wurde Lungentuberkulose als Berufskrankheit bestätigt. Ich bin mir bewußt, daß meine Ausführungen in verschiedenen Punkten keine definitiven Entscheidungen bringen, aber vielleicht Anregung zur Diskussion verschiedener Fragen geben, welche in diesem Zusammenhang bisher noch von keiner Seite eingehend erörtert sind.

Nach der Verordnung des Reichsarbeitsministeriums vom 11. Februar 1929 gehören auch die Infektionskrankheiten zu den Berufskrankheiten im Sinne der Unfallversicherung, wenn sie durch berufliche Beschäftigung in einem der besonders bezeichneten Betriebe (z. B. Krankenhausbetriebe) verursacht sind. Die versicherten Personenkreise sind gegen Berufskrankheiten in so weit versichert, als diese durch berufliche Infektionen nach dem 1. Juli 1928 verursacht sind. Infektionen, deren Entstehung vor dem 1. Juli 1928 liegt, fallen nicht unter die Verordnung. Die in Frage stehende Versicherung erstreckt sich auf die Krankenhäuser, Heil- und Pflegeanstalten, Entbindungsheime und sonstige Anstalten, die Personen zur Kur und Pflege aufnehmen, ferner auf Einrichtungen und Tätigkeiten in der öffentlichen und freien Wohlfahrtspflege und im Gesundheitsdienste, sowie auf Laboratorien für naturwissenschaftliche, medizinische oder technische Untersuchungen und Versuche. Die Anzeige geschieht auf einem hierzu vorgesehenen Formular bei dem Versicherungsträger, Berufsgenossenschaft, Eigenversicherung der Stadt Berlin. Bei der letzteren sind die

[1] Nach einem am 13. Mai 1930 gehaltenen Vortrage.

in Frage kommenden Betriebe der Stadt Berlin versichert. In der Verordnung ist nicht definiert, was unter Infektionskrankheiten verstanden werden soll.

Berufskrankheiten fallen nicht unter die Verordnung bei beamtetem Pflegepersonal, sofern die beamteten Schwestern nicht unter die Unfallversicherung fallen. Die Angehörigen geistlicher Orden, der Mutterhäuser des roten Kreuzes und anderer Vereinigungen, die an Stelle von Berufsgenossenschaften eine gleichwertige Fürsorge für ihre Angehörigen übernehmen, genießen den gleichen Schutz gegen Berufskrankheiten wie die der Unfallversicherung unterstellten Personen.

Den Vorschriften über die Meldung von Berufskrankheiten unterliegen nicht Krankheiten durch ausgesprochenen Unfall, wie z. B. Wundinfektion bei Obduktionen oder bei septischen chirurgischen Prozessen. Ein beruflich entstandenes Wunderysipel ist nach Gerbis mit größerem Recht als Unfall zu behandeln, ebenso Panaritien usw.

Als häufigste Infektionskrankheit der Schwestern und des Pflegepersonals ist die Angina zu nennen. Der allgemeinen Erfahrung nach werden vorzugsweise gerade jüngere Personen von ihr befallen. Am gefährdetsten erscheint die Lebensperiode vom 20. bis 25. Lebensjahr, in welche nach eigener Statistik auf den Abteilungen die meisten Lebensalter fallen. Die Frage ist besonders wichtig, weil sich an die Angina schwere Folgeerscheinungen anschließen können, welche geeignet sind, die Berufsfähigkeit herabzusetzen oder zu vernichten. Als solche Folgeerscheinungen sind zu nennen: Infektarthritis, Glomerulonephritis, Endocarditis, Otitis u. a.

In jedem Falle rheumatischer Komplikation ist, wie auch sonst, größte Aufmerksamkeit auf die Vollständigkeit der Anamnese und des Status zu richten. Man muß mit der Möglichkeit rechnen, daß auf der Basis eines früher überstandenen veralteten Gelenkrheumatismus oder einer latenten Endocarditis die Angina lediglich der Manifestation eines neuen Schubs der alten Infektion darstellen kann. Andererseits führt Gerbis einen Fall als anerkannt auf, bei dem im Anschluß an berufliche Anginainfektion eine alte latente Endocarditis neu aufflackerte und zu Störungen führte. Mit Rücksicht auf die reichlichen Gefahren, welche dem Krankenpflegepersonal in dieser Hinsicht drohen, sollte man Personen auch mit völlig ausgeheilten echten endocarditischen Herzklappenfehlern und überstandenen akut-gelenkrheumatischen Erkrankungen vom Krankenpflegeberuf tunlichst ausschließen.

Will man die Voraussetzung der Verordnung als gegeben erachten, so ist m. E. zu fordern, daß seitens der Pfleger oder der Schwestern ein direkter Kontakt mit infektiösen Anginakranken oder die Möglichkeit bzw. Wahrscheinlichkeit einer mittelbaren Übertragung vorgelegen hat. In zweiter Linie kämen noch solche Fälle in Frage, bei denen die Angina auf dem Erkältungswege entstanden ist, wenn die besondere Art der Tätigkeit und Anlage der Räume zu einer besonderen Gefährdung der Halsorgane führte. Es bestehen aber Bedenken, solche Fälle unter den Begriff „Infektionskrankheiten des

Pflegepersonals" einzufügen, weil ihre Voraussetzungen nicht an die besondere Berufstätigkeit des Krankenpflegepersonals geknüpft sind.

Bei Anginen brauchen Eintrittspforte des Erregers und Manifestationsort der Krankheit durchaus nicht identisch zu sein. Eine Angina kann auch gewissermaßen „von innen heraus" zustande kommen, wie dies die Beispiele der Lues und Orglerschen Begleitangina bei Schutzpockenimpfung zu beweisen geeignet sind.

Bekannt ist, daß die Angina dadurch gefährlich werden kann, daß von kleinen Tonsillarvenen eine thrombophlebitische Septicopyämie ausgeht. Ich hatte Gelegenheit, im März bis Mai 1928 eine 23jährige Krankenschwester zu beobachten, welche im Anschluß an eine Angina nicht weniger als siebenmal an Temperaturzacken und echten Schüttelfrösten oder Frieren krank war als Zeichen des septicopyämischen Folgezustandes. Diese Schwester kam damals unoperiert zur Genesung. Wir wissen, daß in anderen Fällen die möglichst frühzeitige Operation der oft schweren Lebensbedrohung Einhalt tun konnte. Daß solche schweren Fälle von Tonsillenerkrankung in der Umgebung schwerer Anginen im Bereich der Pflege durch Übertragung erworben werden können, unterliegt keinem Zweifel.

Es gibt aber noch Fälle von Anginen, bei denen der Zusammenhang mit der Pflege einer besonderen Diskussion bedarf. Das sind einmal die sogenannten lymphoidzelligen Anginen und ferner Anginen, die im Zusammenhang mit Leukämie, aplastischer Anämie und Agranulozytose auftreten. Was zunächst die lymphoidzellige Angina betrifft, so werden von ihr meist Halberwachsene oder Erwachsene in jüngeren Jahren betroffen. Die Tonsillitis hat diphtherieähnlichen oder nekrotischen Charakter. Generalisierte Lymphdrüsenschwellungen werden gefunden und eine oft erhebliche Milzschwellung. Bakteriologisch pflegen Diphtheriebazillen zu fehlen, dagegen ist Fusospirillose häufig. Im Blute findet sich eine charakteristische Lymphomonozytose, oft hochgradiger Art. Der Verlauf ist häufig protrahiert, die Prognose wohl immer günstig. Es handelt sich um eine generalisierte Systemerkrankung des lymphatischen Apparates, bei der zuweilen Lymphdrüsen- und Milzschwellung der Halserkrankung vorangehen können. Mit großer Wahrscheinlichkeit ist anzunehmen, daß es sich um eine selbständige Krankheit oder Krankheitsgruppe handelt, deren direkte Übertragbarkeit gering sein muß. Aus der Literatur ist mir nur eine Angabe von Schittenhelm bekannt, nach der eine Übertragung innerhalb des Krankenzimmers stattgefunden haben soll. Nach den bisherigen bei uns in Deutschland gemachten Erfahrungen treten diese Fälle sporadisch auf, ohne nachweisbaren Zussmmenhang miteinander. Es ist aber darauf aufmerksam zu machen, daß in Amerika kleine Epidemien von sogenannter infektiöser Lymphomonozytose beobachtet sind, auch mit Beteiligung der Mandeln, welche direkt übertragbar waren.

Bezüglich Anginen im Zusammenhang mit akuter Leukämie, akuter aplastischer Anämie und Agranulozytose wird im allgemeinen die Auffassung vertreten, daß diese Formen nicht durch Übertragung erworben werden. Das ist um so wichtiger, als sie meist tödlich auslaufen. Bezüglich der Agranulozytose, über die wir erst seit wenigen Jahren nähere Kenntnisse besitzen, möchte ich erwähnen, daß der Krankheitszustand meist Frauen im mittleren oder vorgerückten Alter betrifft, weniger häufig Männer, und klinisch charakterisiert wird durch akuten Verlauf, Auftreten von nekrotisierenden Prozessen der Rachenteile und auch anderer Schleimhautpartien, einen völligen oder fast völligen Defekt der Granulozyten (der neutrophilen und eosinophilen Zellelemente) in Blut und Knochenmark, häufige Anwesenheit von Ikterus und meist tödlichen Ausgang. Zuweilen werden Rezidive nach langen erscheinungsfreien Intervallen beobachtet, in denen der agranulozytäre Zustand des Blutes fortbestehen kann. Die Ursache dieses, oft bei völlig gesunden Personen auftretenden Symptomkomplexes ist noch unbekannt. Bisher handelt es sich immer um isoliert auftretende Fälle, niemals konnte ein Zusammenhang von einem Fall mit einem anderen beobachtet werden.

Einige weitere Bemerkungen sind über das Verhältnis von Angina zur Appendicitis zu machen. Nicht selten beobachtet man ein gleichzeitiges Auftreten von Tonsillitis und Appendicitis, ein Zeichen, daß Infekte vorkommen, deren Affinität sich sowohl auf die Tonsillen wie auf den Processus vermiformis gleichzeitig richtet. Diese Kenntnis führt uns zu den unzweifelhaft gemachten klinischen Beobachtungen, daß auch übertragbare Appendicitiden vorkommen, und unter besonderen Voraussetzungen ist auch der Erwerb einer Appendicitis im Pflegedienst als unter die Verordnung fallend denkbar.

Wie bekannt, kann auch die Diphtheriepflege Opfer fordern, und zwar sind es hier wiederum die jüngeren Schwestern, welche besonders gefährdet erscheinen. Ich entsinne mich des Krankheitsfalles einer 21jährigen Schwesternschülerin, welche wenige Tage nach Eintritt in die Pflege auf der Diphtherieabteilung innerhalb der Inkubationszeit der Diphtherie an einem ziemlich schweren Diphtherieinfekt erkrankte, dessen Verlauf aber durch hohe Serumgabe innerhalb 24 Stunden günstig beeinflußt werden konnte. Auch die Diphtherie kann für längere Zeit die Berufsfähigkeit durch ihre Nachkrankheiten schädigen, in erster Linie durch Myocardstörungen und Neuritiden. Es ist mir aber aus meiner eigenen Krankenhauserfahrung kein Fall bekannt, in welchem diese Nacherscheinungen der Diphtherie bei Krankenpflegepersonen Dauerfolgen wurden, d. h. zu anhaltender Berufsunfähigkeit geführt hätten.

Verhältnismäßig häufig sind die Infektionen mit Scharlach bei Schwestern und sonstigen Pflegepersonen. Was das Lebensalter betrifft, so sind wieder bevorzugt die ersten Jahre des dritten Dezenniums. Oft liegen die Verhältnisse so, daß die in Frage stehenden Personen wenige Tage nach Eintritt in die Scharlachstation noch innerhalb der Inkubationszeit an dieser Krankheit erkranken. Es können aber auch einzelne eingeschleppte Fälle auf andern Stationen Anlaß zur Infektion geben. Aus den Angaben von Gerbis entnehme ich den Fall von Erkrankung einer Krankenschwester an Scharlach, nachdem sie das Schlafzimmer einer andern Schwester teilte, die ihrerseits Scharlachkranke pflegte. Man muß Gerbis zustimmen, daß auch hier ein Anspruch aus der Verordnung anerkannt werden muß. Interessant ist, daß nach meinen Erfahrungen weder die negative Dicksche Reaktion noch das positive Auslöschvermögen des Serums bei Trägern dieser Eigenschaften sicheren Scharlachschutz verbürgen.

Für Berufskrankheiten kommen auch die Masern in Frage. Wir hatten kürzlich den Fall einer Schwester, welche am 22. oder 23. April 1930 ein auf einer Nichtmasernstation befindliches Kind pflegte, welches an Masern erkrankte. Am 5. Mai trat bei der Pflegeschwester der Masernausschlag auf. Es kann also keinem Zweifel unterliegen, daß hier eine Berufskrankheit im Sinne der Verordnung vorliegt. Auch hier sind die Folgeerscheinungen zu beachten: Otitis, Nierensymptome u. a., eventuell auch das Aufflackern einer bisher latenten inaktiven Tuberkulose.

Mit der Gefährlichkeit von Typhusinfektionen mußten wir im Jahre 1918 trübe Erfahrungen durchmachen. Wir sahen 3 Schwestern nacheinander tödlich endigen, die sich bei der Pflege aneinander ansteckten, eine 24jährige, eine 23jährige und eine 21jährige. Es scheint so, als ob die damals durchgeführte regelmäßige, später von mir in dieser Form abgesetzte Badetherapie die Infektionsgefahr für die Pflegenden besonders gefördert hat. Im übrigen pflegt überstandener Typhus meist keine dauernden Folgen für die Befallenen nach sich zu ziehen.

Was für den Typhus gilt, gilt auch für den Paratyphus. Die Verhältnisse bei Ruhr und Cholera liegen ähnlich. Die Infektion mit Fleckfieber kommt für unsere deutschen Verhältnisse nur ausnahmsweise in Betracht. Hier sollte man eine Organisation von fleckfieberimmunem Pflegepersonal ins Auge fassen.

Grippe kann ebenfalls als Berufsinfektion erworben werden und zum tödlichen Ausgang führen. Dauernde Gesundheitsschäden kommen weniger in Betracht, sind aber möglich durch postgrippale Empyeme und andere Komplikationen.

Gegenüber zahlreichen der genannten Krankheitszustände ist auch das Personal gefährdet, das mit Krankenwäsche und Ausscheidungen der Kranken in Berührung kommt.

Bei epidemischer Genickstarre und spinaler Kinderlähmung kommen indirekte Übertragungen in Frage. Die Erfahrung zeigt, daß Pflegepersonen der unmittelbaren Umgebung meist nicht von der Krankheit betroffen werden, und daß vermutlich oft eine Passage mehrerer Personen angenommen werden muß, ehe es zum Ausbruch der Krankheit bei einer Person des Betriebes kommt. Hier wird es im Einzelfalle sorgfältiger Erhebung bedürfen, um festzustellen, ob eine Berufskrankheit anzuerkennen ist. Auch Laboratoriumsinfektionen kommen in Frage.

Ein sehr wichtiges Kapital ist die Lungentuberkulose. Für Rückwirkungsfälle kann es schwierig werden zu entscheiden, ob eine Lungentuberkulose, die am 1. Januar 1929 bestand oder am 1. Januar 1929 manifest wurde, ursächlich auf eine Infektion nach dem 1. Juli 1928 zurückführbar ist. Gegenwärtig sind im Betriebe unserer Berliner Krankenhäuser ausgiebige Einrichtungen getroffen, um allen Anforderungen gerecht zu werden. Abgesehen von mündlichen und gedruckt ausgehändigten Unterweisungen werden alle in Frage stehenden Personen vor der Einstellung auf Tuberkulose, auch mittelst Röntgenuntersuchung, eingehend geprüft und später alle 3 Monate regelmäßig nachuntersucht. Ständige Gewichtskontrollen laufen nebenher. Auf diese Weise war es möglich, bei einer Schwester, die vom 1. September 1927 bis 31. Oktober 1927 auf der Tuberkulosestation beschäftigt war, bei einer erneuten Untersuchung gelegentlich der Wiederbeschäftigung auf der Tuberkulosestation im Oktober 1929 röntgenologisch auf der linken Seite infraklavikulär eine incipiente tuberkulöse Verschattung festzustellen. Obwohl ein klinischer Befund nicht vorhanden war und subjektive Beschwerden nicht bestanden, wurde der Schwester zunächst ein 2monatlicher Erholungsurlaub gewährt. In den Berliner Städtischen Krankenhäusern wird den in Frage stehenden Schwestern und sonstigen Pflegepersonen prophylaktisch eine Ernährungszulage gewährt, bestehend aus $^1/_2$ l Milch und 30 g Butter täglich.

Bei der Behandlung der Tuberkulosefrage ist auch die Möglichkeit zu berücksichtigen, daß arbeitsfähige latent Tuberkulöse eine Neuinfektion erleiden können. Bei der Pflege Geisteskranker ist zu bedenken, daß aus Gründen verschiedener Art offene Tuberkulosen nicht immer feststellbar sind, aber die Ursache von Übertragung darstellen können. Schließlich kommen auch chirurgisch Tuberkulöse für die Infektion in Frage.

Ich bin mir der Unvollständigkeit der von mir gemachten Angaben bewußt. Es unterliegt keinem Zweifel, daß die Spruchpraxis noch zahlreiche Details fordern wird, welche wir heute noch nicht übersehen. Ich möchte aber nicht schließen, ohne meiner Überzeugung Ausdruck gegeben zu haben, daß die Verordnung vom 11. Februar 1929 zwei Seiten hat. Sie ist einmal bestimmt, Gerechtigkeit zu üben, wenn Unglück geschehen ist. Nicht weniger aber liegt ihre Bedeutung in der ihr immanenten Mahnung, alle Einrichtungen unserer Betriebe in der Richtung der Verhütung von Gefährdungen noch einmal eingehend durchzudenken.

Dr. med. **Werner Schultz.**
dirigierender Arzt der II. Inneren Abteilung
des Krankenhauses Charlottenburg-Westend.

Druck von Breitkopf & Härtel in Leipzig.